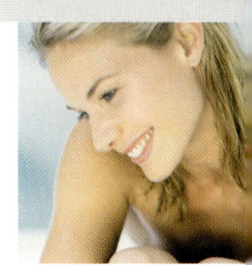

ANGELIKA BAUER-DELTO
DR. MED. HARALD BRESSER

Neurodermitis

Sanfte Medizin
gegen den Juckreiz

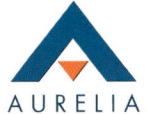

AURELIA

Gesunde Haut ist etwas sprichwörtlich Schönes: samtweich wie ein Pfirsich, rosarot wie Kinderwangen, warm wie Elternhände … Leider erleben immer mehr Menschen ihre Haut ganz anders. Hautkrankheiten und besonders allergische Erkrankungen quälen viele Menschen in der industrialisierten Welt. In die hautärztlichen Sprechstunde kommen Kinder und Erwachsene, deren Leben stark unter Juckreiz, unansehnlichen Rötungen, gestörtem Schlaf und anderen Folgen einer typischen Zivilisationserkrankung leiden. Die häufigste dieser allergischen Hautkrankheiten ist die Neurodermitis.

Viele wissenschaftliche Untersuchungen zeigen, dass eine Hautkrankheit die Lebensfreude stärker beeinträchtigt, als es bei schweren inneren Krankheiten der Fall ist. Die Neurodermitis bringt den Kranken nicht um – aber sie kann das Leben sehr sauer werden lassen.

In der täglichen Praxisroutine fehlt oft die Zeit, alle drängenden Fragen zu beantworten. Dieser Ratgeber soll hier helfen. Hier finden Sie ausgewogene Informationen mit einem Schwerpunkt auf den naturheilkundlichen Verfahren, aber unter Berücksichtigung der neuesten schulmedizinischen Kenntnisse. Besonders wertvoll sind die Tipps zur Bewältigung des Alltags und zum Erhalt des seelischen Gleichgewichts für Betroffene und Eltern.

Ein dermatologischer Lehrmeister formulierte einmal das Wichtigste zur Neurodermitis: „Man muss lernen, mit seiner Erkrankung zu leben, statt sich von ihr beherrschen zu lassen". Er war selbst Neurodermitiker, ohne dass seine Patienten es ihm anmerkten. Möge dieses Buch Ihnen helfen, das Wesen der Neurodermitis besser zu begreifen und den richtigen individuellen Umgang damit zu üben.

Angelika Bauer-Delto   Dr. med. Harald Bresser

Die Erkrankung

Sie fühlen sich unwohl in Ihrer trockenen, spröden Haut? Es juckt, dass Sie „aus der Haut fahren" möchten? Ihre Beschwerden gehen Ihnen „unter die Haut" und vergällen Ihre Lebensfreude? Das muss nicht sein. Als Neurodermitiker stehen Sie Ihrer Krankheit keineswegs hilflos gegenüber. Werden Sie zum Experten, stellen Sie sich gut informiert und motiviert Ihrer Erkrankung. Fundierte Informationen über Neurodermitis und die charakteristischen Beschwerden, über Ursachen und die wichtigsten Erkennungsmerkmale finden Sie hier.

1 | Neurodermitis: Was ist das?

Betroffene kennen die Symptome nur zu gut: Ihre Haut ist extrem empfindlich und trocken. Sie neigt dazu, Ekzeme zu entwickeln. Diese geröteten, schuppenden Hauterscheinungen jucken heftig, brennen oder stechen.

Die Hautveränderungen, die dem Neurodermitiker zu schaffen machen, können sehr unterschiedlich ausgeprägt sein und reichen von trockener, rissiger Haut über schuppende, juckende Rötungen bis zu entzündeten, zerkratzten, blutenden Hautpartien.

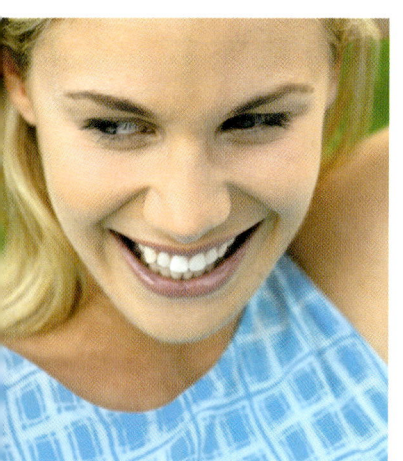

Sehr viele Neurodermitiker sind ab der Pubertät beschwerdefrei.

Eine der häufigsten Hauterkrankungen

Die Neurodermitis zählt zu den häufigsten Erkrankungen der Haut. Die Zahl der Betroffenen hat sich in den letzten 30 Jahren verdoppelt bis verdreifacht. Heute leiden in Deutschland schätzungsweise zwei Prozent der Erwachsenen und sogar zehn bis 15 Prozent der Kinder an Neurodermitis. Für die Betroffenen vielleicht ein Trost: Bei den meisten Kindern bessert sich die Erkrankung allmählich und rund 70 Prozent können ab der Pubertät weitgehend beschwerdefrei leben.

Doch vollständig geheilt werden kann die Erkrankung bislang nicht. Die Haut bleibt zeitlebens ungewöhnlich trocken und empfindlich. Zudem droht immer das Risiko, einen Rückfall zu erleiden.

Die Neurodermitis ist auch bekannt unter den Namen atopische Dermatitis, atopisches oder endogenes Ekzem.

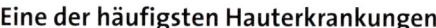

Krankheitsverlauf meist langwierig

Leider müssen die Betroffenen mit einem langwierigen Krankheitsverlauf rechnen. Typisch sind immer wiederkehrende Schübe, zwischen denen manchmal monatelange erscheinungsfreie Phasen liegen.

Im akuten Zustand werden an der Haut zunächst juckende und entzündete Hautrötungen und -schwellungen sichtbar. Diese Erytheme können nässen und verschorfen, stark juckende Knötchen können sich bilden. Besonders quält der heftige Juckreiz, der vor allem in der nächtlichen Bettwärme in regelrechten Attacken auftreten kann. Kratzen lindert nur kurzfristig. Dadurch wird der Hautzustand vielmehr verschlimmert, der Juckreiz wird noch stärker. Ein Teufelskreis aus Juckreiz und Kratzen entsteht (Kapitel 6). Werden diese entzündeten Herde nicht rechtzeitig behandelt (Kapitel 8), können sie Wochen und Monate anhalten.

Im Laufe der Zeit können die ständig gereizten Hautareale verdicken. Auf den vergröberten Hautpartien sind die Hautlinien auffallend stark gezeichnet (Lichenifikation, Elefantenhaut). Die Haut schuppt sich vermehrt und verhornt (Hyperkeratose). Tiefe Hautrisse (Rhagaden) können sich bilden. Manchmal verfärben sich die betroffenen Hautareale bräunlich (Hyperpigmentierung).

Immer wieder können stark juckende Ekzeme plagen

Betroffen sein kann jede Körperpartie, wobei für jedes Lebensalter andere Stellen charakteristisch sind: Erstes Zeichen einer Neurodermitis kann der so genannte Milchschorf beim Säugling sein. Das sind gelbliche, trockene Krusten, die sich meist im dritten Lebensmonat auf der Kopfhaut und im Gesicht entwickeln.

Bei Kleinkindern treten Ekzeme, die oft nässen, vor allem im Gesicht, bevorzugt an den Wangen, und an der Kopfhaut

Betroffene Hautpartien verändern sich mit der Zeit

auf, manchmal sind auch die Streckseiten der Ellenbogen und Kniegelenke beteiligt (Kapitel 10.1). Bei älteren Kindern und Erwachsenen sind meist Armbeugen und Kniekehlen, aber auch Gesicht und Hals von geröteten, trockenen, schuppenden und juckenden Ekzemen befallen. Auch Fußrücken sind bevorzugte Stellen für Ekzemherde.

Bei schweren Formen kann die Neurodermitis am ganzen Körper auftreten, also auch an Bauch, Rücken, Armen und Beinen.

Komplikationen durch Hautinfektionen gefürchtet

Die Haut des Neurodermitikers ist besonders anfällig für Infektionen mit Viren, Bakterien oder Hautpilzen, die auf der abwehrgeschwächten Haut zu schweren Komplikationen führen können. Häufig besiedeln Eitererreger (Staphylokokken) die Haut. Sie finden in dem empfindlichen, vorgeschädigten Gewebe einen idealen Nährboden und verstärken das Entzündungsgeschehen noch. Eine solche Superinfektion erkennt man an Pusteln mit eitrigen gelben Köpfchen oder einem gelblichen Sekret, das mit Krusten eintrocknet.

Unbehandelt breitet sich auch eine Infektion mit Herpessimplex-Viren auf der geschädigten Haut rasant schnell aus und kann sich zu dem gefürchteten Eczema herpeticatum auswachsen. Auch Dellwarzen (Mollusca contagiosa), die ebenfalls von Viren verursacht werden, treten gehäuft auf.

Die Neurodermitis wirkt sich auf sämtliche Lebensbereiche aus

Die Lebensqualität leidet

Für den Betroffenen und seine Familie ist es beruhigend zu wissen: Neurodermitis ist weder ansteckend noch lebensbedrohlich. Doch die Erkrankung trübt massiv die Lebensqualität der Betroffenen und oft auch ihrer Familien. Quälend ist vor allem der heftige Juckreiz, besonders abends oder in der Nacht. Tagsüber sind die Betroffenen dann unausgeschlafen, erschöpft und unkonzentriert, ihre Leistungsfähigkeit ist beeinträchtigt. Auch lange Fehlzeiten können zu schulischen und beruflichen Schwierigkeiten führen.

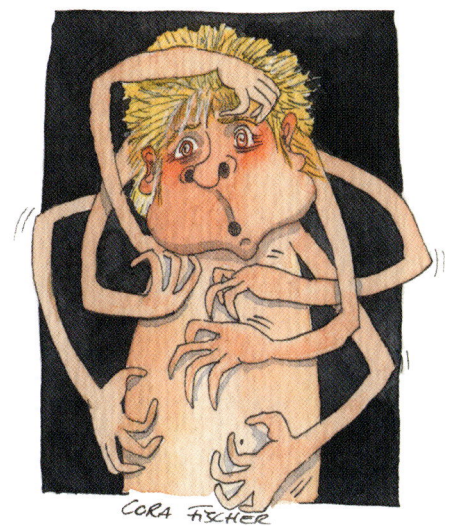

CORA FISCHER

Nicht selten kommen emotionale und psychische Probleme hinzu, die sich auf Partnerschaft und Familienleben auswirken, denn die Erkrankung spielt sich am „Organ des ersten Eindrucks" ab. Das vor allem im Gesicht und am Hals deutlich sichtbare Ekzem kratzt am Selbstbewusstsein. Manchmal werden soziale Kontakte dann gemieden (Kapitel 6).

Im täglichen Leben müssen viele Einschränkungen hingenommen werden. Die Pflege und Behandlung der Haut ist zeitintensiv, bei gleichzeitigen Allergien muss oft die Ernährung eingeschränkt oder das gesamte Wohnumfeld verändert werden (Kapitel 4 und 5).

PRAKTISCHE TIPPS: SICH DER ERKRANKUNG STELLEN

▶ Nicht entmutigen lassen! Gut informiert können Sie sich aktiv Ihrer Krankheit stellen und gemeinsam mit Ihrem Arzt dafür sorgen, dass Ihre Haut nachhaltig erscheinungsfrei bleibt.

▶ Sie stehen mit Ihren Problemen nicht allein! Unzählige Betroffene haben sich in Patientenvereinigungen organisiert, in denen auch Sie Rat und Unterstützung finden.

2 | Ursachen: Wie entsteht Neurodermitis?

Betroffene werden sich fragen: Warum gerade unser Kind, warum gerade ich? Wie kommt es zu dieser Erkrankung?

2.1 | Atopische Veranlagung

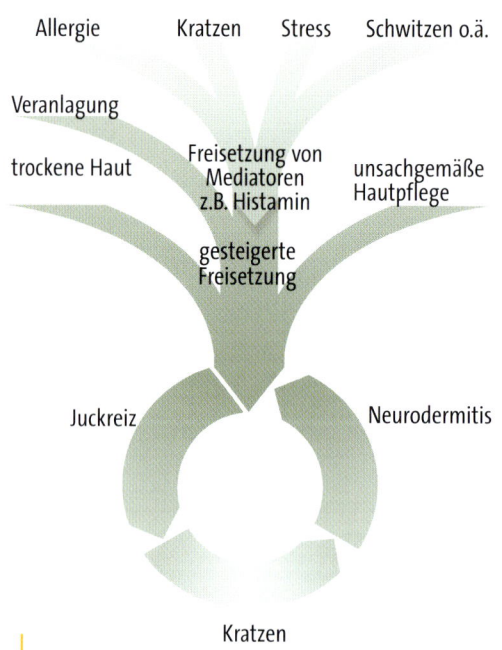

Allergie   Kratzen   Stress   Schwitzen o.ä.

Veranlagung

trockene Haut

Freisetzung von Mediatoren z.B. Histamin

unsachgemäße Hautpflege

gesteigerte Freisetzung

Juckreiz   Neurodermitis

Kratzen

Äußere Auslöser und eine Veranlagung zu Ekzemen und trockener Haut führen zur Neurodermitis.

Die Neurodermitis zählt wie der Heuschnupfen und das allergische Asthma zu den atopischen Erkrankungen. Unter Atopie versteht man die angeborene Neigung, „unangemessen" überempfindlich auf Einflüsse aus der Umwelt zu reagieren.

Im Laufe des Lebens können sich die Beschwerden von einem Organ zum nächsten verschieben, beispielsweise von der Haut zu den Atemwegen. Menschen, die an einer Neurodermitis leiden, neigen in sehr vielen Fällen außerdem dazu, Allergien zu entwickeln, die sich dann auch negativ auf den Hautzustand auswirken.

Die Veranlagung zu einer atopischen Erkrankung ist genetisch bedingt (Kapitel 12). Vererbt wird jedoch nicht die Ekzemerkrankung selbst, sondern die Neigung (Disposition), unter bestimmten Umständen ein Ekzem zu entwickeln. Ob und wie heftig die Erkrankung dann tatsächlich ausbricht, hängt von einer Vielzahl äußerer Faktoren ab, die von Chemikalien über die Ernährung bis hin zu Stress reichen (Kapitel 2.3).

In Familien mit atopischen Erkrankungen ist das Neurodermitis-Risiko erhöht

2.2 | Besonderheiten der neurodermitischen Haut

Neurodermitiker sind mit einer extrem empfindlichen und trockenen Haut veranlagt, die unangenehm spannt, leicht spröde und rissig wird. Sie kann wichtige Aufgaben, die eine gesunde Haut leistet, oft nur unzulänglich erfüllen.

Aufgaben der gesunden Haut

Die Haut ist das Grenzorgan unseres Körpers. Als äußere Umhüllung übernimmt sie wichtige Funktionen bei der Berührung und Auseinandersetzung mit der Umwelt.

Als „Organ des ersten Eindrucks" prägt die Haut nicht unerheblich unsere äußere Erscheinung. Das hochempfindliche Sinnesorgan nimmt über Tast-, Druck-, Wärme-, Kälte- und Schmerzempfindungen wichtige Informationen aus der Umwelt auf. Als Schutzorgan bildet die Haut eine Barriere gegen mechanische, chemische und physikalische Umwelteinflüsse und wehrt Krankheitserreger ab. Zudem reguliert sie den Wärmehaushalt des Körpers.

Die Haut besteht aus drei Schichten: Oberhaut, Lederhaut und Unterhaut. Die Oberhaut besteht aus einer verhornenden

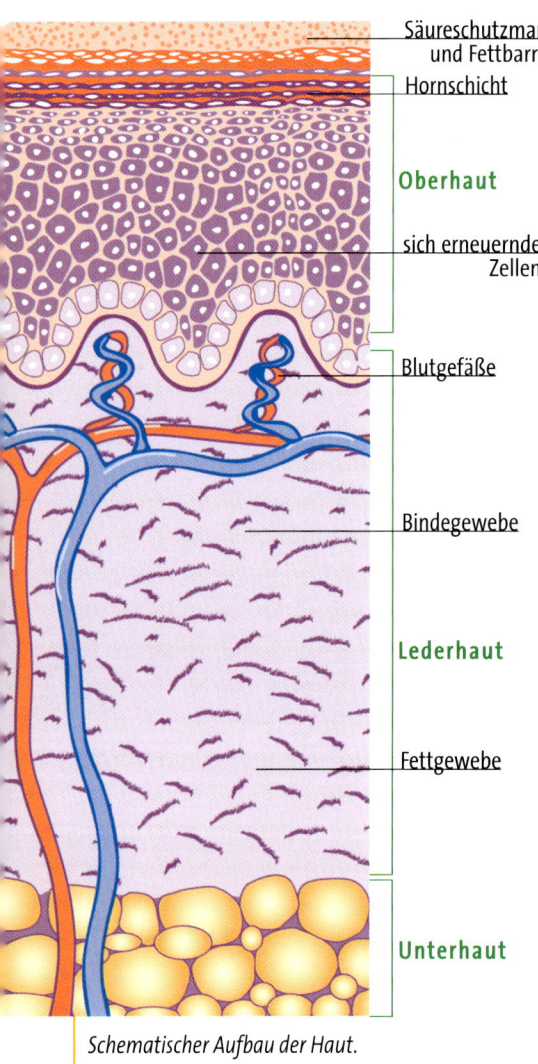

Säureschutzmantel und Fettbarriere

Hornschicht

Oberhaut

sich erneuernde Zellen

Blutgefäße

Bindegewebe

Lederhaut

Fettgewebe

Unterhaut

Schematischer Aufbau der Haut.

Zellschicht, die selbst keine Blutgefäße enthält. Sie wird von der Lederhaut versorgt, einem lockeren Bindegewebe aus kollagenen und elastischen Fasern, in das auch Haare, Talg- und Schweißdrüsen sowie Blutgefäße und Nerven eingebettet sind. Die Unterhaut besteht hauptsächlich aus Fettgewebe.

Gesunde Haut unterliegt einem ständigen Regenerationsprozess: In den unteren lebenden Schichten werden neue Zellen gebildet, die nach und nach zur Hautoberfläche wandern, dort die Hornzellschicht erneuern und später als Hautschuppen abgestoßen werden.

Bei gesunder Haut sind an der äußersten Oberfläche abgestorbene Hornzellen in leicht saurem Milieu in spezielle Fettsubstanzen eingebettet. Die Fette dieses Säureschutzmantels stammen aus Absonderungen der Talgdrüsen, der flüssige Anteil vor allem aus den Schweißdrüsen. Diese Sekrete bilden zusammen einen Hydrolipid-Film (hydro = Wasser, lipid = Fett). Dieser hält die Haut geschmeidig und elastisch, verhindert einen übermäßigen Feuchtigkeits-verlust der Haut und das Eindringen von Krankheitserregern.

Barrierefunktion beim Neurodermitiker geschwächt

Beim Neurodermitiker ist diese Barrierefunktion des Fett-säureschutzmantels gestört: Durch eine verminderte Talgpro-duktion und eine ungünstige Zusammensetzung der Fettsubs-tanzen kann zwischen den Hornzellen vermehrt Flüssigkeit aus den tieferen Oberhautschichten verdunsten. Die Haut trocknet aus, wird spröde und rau.

Dadurch wird die Haut besonders empfindlich gegen mechanische Reize wie raue Kleidung, irritierende Hautreini-gungs- und Pflegeprodukte oder auch extreme Witterung. In die rissige und spröde Haut können auch Allergene und Keime leichter eindringen. Sie passieren die Hornschicht und lösen in den lebenden Hautschichten allergische und entzündliche Reaktionen aus.

Immunsystem der Haut gestört

Bei etwa 80 Prozent der Neurodermitiker geht die geschwächte Barrierefunktion fatalerweise mit einer angebo-renen immunologischen Störung der Haut einher.

Die Aufgabe unseres Immunsystems besteht darin, Schad-stoffe und Krankheitserreger abzuwehren. Die Abwehrmecha-nismen der Haut, die vor Infektionen mit Bakterien, Viren oder Pilzen schützen, sind beim Neurodermitiker geschwächt. Gleichzeitig besteht jedoch eine erhöhte Neigung, eine Allergie gegen unterschiedlichste Umwelteinflüsse zu entwickeln.

Bei einer Allergie „verkennt" das Abwehrsystem Substan-zen wie Blütenpollen oder Hausstaubmilben, die für den

**Ihre Haut ist fast
schutzlos gegen
Umweltreize**

menschlichen Organismus harmlos sind, als vermeintlich gefährlich und reagiert mit einer überschießenden Abwehrreaktion.

Wichtige Zellen der menschlichen Immunabwehr, die körperfremde Substanzen bekämpfen, sind bestimmte weiße Blutkörperchen, die T-Lymphozyten. Bei einer allergischen Reaktion bilden sie große Mengen an Abwehrstoffen (Antikörper) gegen die vermeintlich schädlichen Umweltsubstanzen (Allergene).

Der wichtigste Typ dieser Antikörper ist das Immunglobulin E (IgE). Im Zusammenspiel mit den verschiedenen Botenstoffen des Immunsystems kommt es zu entzündlichen Abwehrreaktionen der Haut. So schütten bestimmte Abwehrzellen (Mastzellen) der Haut unter anderem Histamin aus, das die Nervenendigungen der Haut reizt und den quälenden Juckreiz hervorruft.

EXKURS IN DIE FORSCHUNG:
WAS SPIELT SICH BEI NEURODERMITIS IN DER HAUT AB?

Viele Neurodermitiker haben das Gefühl, dass zu wenig für die Grundlagenforschung ihrer Erkrankung getan wird. Tatsächlich wird jedoch weltweit intensiv nach Ursachen und Therapiemöglichkeiten gesucht. Zu vielen Fragen kennen wir zwar noch keine Antworten. Dennoch konnten in den letzten Jahren beachtliche Erfolge im Verständnis der Krankheitsentwicklung vor allem auf immunologischer Ebene erzielt werden. Die folgenden Erläuterungen sollen aufzeigen, wie detailliert die Wissenschaft die mikroskopischen Prozesse in der Ekzemhaut schon versteht.

Im Vordergrund stehen vor allem zwei Besonderheiten der neurodermitiskranken Haut: Zum einen hat das Blut bei etwa acht von zehn Patienten einen stark erhöhten Gehalt an IgE-

Antikörpern. Zum anderen zeigen sich Veränderungen der Blutabwehrzellen und Entzündungshormone.

Immunabwehrzellen produzieren zahlreiche Gewebshormone, so genannte Zytokine und Interleukine (IL). Das präzise aufeinander abgestimmte Zusammenspiel dieser chemischen Botenstoffe ist für den Ablauf einer Entzündung – und deren Heilung – verantwortlich.

Eine besondere Rolle bei der Bildung der Zytokine nehmen bestimmte Immunzellen, die T-Zellen, ein. Beim Atopiker ist die Zahl der T-Zellen und ihre Aktivität ungewöhnlich hoch. Sie stoßen Botenstoffe nach einem anderen Muster aus als beim Gesunden.

Mit einem neuen Test (Atopie-Patchtest) konnte man nachweisen, dass Umweltsubstanzen direkt an der Haut das Ekzem anfeuern können. Stark vereinfachend läuft dabei folgendes ab:

Allergene setzen sich auf die Haut und sinken in die oberen Hautschichten ein. Sie wirken als Antigene und werden von bestimmten Zellen des Immunsystems aufgenommen, zerlegt und auf der Zelloberfläche präsentiert. T-Zellen erkennen diesen Komplex und melden die Information über den Allergenkontakt an den Zellkern. Diese Signalweiterleitung regt die T-Zellen an, spezielle Zytokine auszustoßen, die wiederum verschiedene Entzündungszellen der Haut aktivieren.

T-Zellen von Atopikern bilden bestimmte Botenstoffe, die Interleukine IL-4 und IL-5, die gesunde Menschen kaum oder gar nicht produzieren. Diese Botenstoffe bewirken, dass mehr IgE gebildet wird und vermehrt Immunzellen angelockt werden. Dadurch kommt es zu einer gesteigerten Freisetzung entzündungsfördernder Stoffe.

Akuter Juckreiz, Hautrötungen und Schwellungen sind die an der Haut sichtbaren Folgen. Der unheilvolle Einfluss des Kratzens erklärt sich möglicherweise dadurch, dass Kratzen

Beim Neurodermitiker werden vermehrt entzündungsfördernde Zytokine gebildet

die Bildung weiterer Botenstoffe anregt, die wiederum das Entzündungsgeschehen anfachen.

All dies ist keine abstrakte Theorie mehr: Seit dem Jahr 2002 kann Ihr Facharzt die ersten Medikamente verordnen, die direkt in das geschilderte Geschehen eingreifen. Die Immunmodulatoren Tacrolimus und Pimecrolimus (Kapitel 8.2) wirken vor allem dadurch, dass sie die Entstehung und Freisetzung von Entzündungszytokinen durch die T-Zellen verhindern und dadurch den Entstehungsprozess der neurodermitischen Hautveränderungen unterbinden. Diese Präparate konnten nur entwickelt werden, weil man die Ekzemvorgänge auf Zellebene versteht. Andere Medikamente werden folgen!

2.3 | Vielfältige Auslöser

Viele Neurodermitiker empfinden ihrer Erkrankung als unberechenbar: Manchmal ist die Haut wochen- und monatelang erscheinungsfrei. Dann hat man vielleicht mit Freunden gefeiert und geschlemmt, eine wichtige Prüfung steht an oder die Vorbereitungen für die bevorstehende Hochzeit laufen auf Hochtouren – und plötzlich „blüht" die Haut auf.

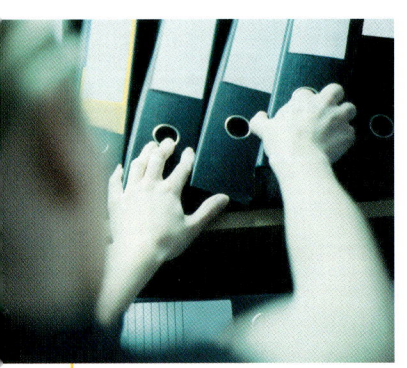

Stress im Büroalltag kann die Haut zum Erblühen bringen.

Trigger-Faktoren individuell sehr unterschiedlich

Ob und wie heftig die Krankheit tatsächlich ausbricht und in Form von Hautveränderungen sichtbar wird, ist vom Zusammenspiel zwischen verschiedensten Faktoren abhängig:

Trigger – aus dem Englischen für „Auslöser" – können individuell sehr unterschiedlich sein und von mechanischen Hautreizungen, Umweltschadstoffen bis hin zu klimatischen Bedingungen reichen. Häufig verschlimmert Stress den Hautzustand. Auch Infekte können einen Krankheitsschub auslösen. Manche Frauen beobachten zudem Einflüsse hormoneller Umstellungen, etwa im Rahmen einer Schwangerschaft, während der Monatsblutung oder in den Wechseljahren.

> ### DIESE FAKTOREN KÖNNEN DEN HAUTZUSTAND BEEINTRÄCHTIGEN
>
> - Aeroallergene wie Blütenpollen, Tierhaare, Hausstaubmilben
> - Nahrungsmittelallergene (z.B. Kuhmilch, Hühnerei, Nüsse, Fisch)
> - grobe Textilien, Schafwolle
> - Chemikalien, Waschmittel
> - Hautreinigung und -pflege mit hautreizenden Präparaten
> - Infektionen (z.B. grippale Infekte, Windpocken, Angina)
> - hormonelle Umstellungen
> - extreme Hitze oder Kälte
> - emotionale Faktoren, Stress, Traurigkeit

Die Neurodermitis ist zwar keine Allergie im eigentlichen Sinne. Nicht immer können Ekzemschübe auf bestimmte Allergene zurückgeführt werden. Rund drei Viertel der Neurodermitiker leiden jedoch gleichzeitig unter allergischen Begleiterkrankungen.

Einige Substanzen wie Nickel oder Duftstoffe in Kosmetika können bei direkter Berührung mit der Haut ein Kontaktekzem auslösen. Aber auch Stoffe wie Blütenpollen, die über die Atemwege aufgenommen werden und den typischen „Heuschnupfen" auslösen, können sich negativ auf den Hautzustand auswirken. Manche Neurodermitiker, vor allem Kleinkinder, leiden unter einer Lebensmittelallergie, so dass auch der Verzehr bestimmter Nahrungsmittel und eine Aufnahme über den Magen-Darm-Trakt einen Ekzemschub provozieren kann.

Genetische Veranlagung plus Umweltfaktoren bestimmen die komplexe Entstehung der Neurodermitis

Die individuellen auslösenden Faktoren herauszufinden und im Alltag zu meiden, ist eine der wichtigsten Maßnahmen, um einen Schub zu verhindern (Kapitel 4 bis 6).

Psychische Belastung verschlimmert den Hautzustand

Betroffene beobachten immer wieder, dass ihnen psychische Belastungen, wie beispielsweise Konflikte in der Familie, schulischer oder beruflicher Stress, „unter die Haut gehen". Der Hautzustand verschlechtert sich dadurch sichtbar und ein Ekzemschub kann ausgelöst werden. Psychische Belastungen können den subjektiv empfundenen Juckreiz zudem verstärken und zu regelrechten Kratz-Attacken führen. Kratzen verschlimmert die Entzündungsreaktion und der Juckreiz wird immer heftiger.

Die Hauterscheinungen belasten die Betroffenen zusätzlich, ein Teufelskreis aus Anspannung, Juckreiz, Kratzen, größerer Anspannung, verstärktem Juckreiz und Kratzen entsteht (Kapitel 6).

PRAKTISCHE TIPPS: NEURODERMITIS MUSS KEIN SCHICKSAL SEIN

▶ Die Veranlagung, eine Neurodermitis zu entwickeln, ist zwar angeboren. Doch ob und wie heftig die Erkrankung ausbricht, hängt von einer Vielzahl weiterer Faktoren ab, die Sie durchaus beeinflussen können. Sie können eine Menge dafür tun, Ekzemschüben vorzubeugen und Ihr Wohlbefinden zu verbessern.

▶ Neurodermitis ist eine sehr individuelle Krankheit, die in jedem Einzelfall anders verläuft. Suchen Sie gemeinsam mit Ihrem Arzt nach „Ihren" Auslösern und Therapiemöglichkeiten.

▶ Wenn Sie die individuellen Auslöser meiden, bestehen gute Chancen, dass Sie den Hautzustand stabil halten können.

3 | Diagnose: Woran erkennt man Neurodermitis?

Vor allem bei leichteren Hauterscheinungen sind die Betroffenen oft unsicher: Ist die Haut „nur" trocken und empfindlich? Handelt es sich um ein allergisches Kontaktekzem? Oder liegt tatsächlich Neurodermitis vor?

Der Facharzt stellt die Diagnose einer Neurodermitis in der Regel anhand der Krankengeschichte und des Hautbefundes. Liegen charakteristische Hautveränderungen vor, lässt sich die Erkrankung meist schon anhand weniger Hauptkriterien (siehe Kasten) „auf den ersten Blick" feststellen.

Bei leichteren Krankheitsverläufen, Vorstadien oder in erscheinungsfreien Phasen der Neurodermitis können die typischen Hautekzeme fehlen. Dennoch sind so genannte diskrete Atopie-Zeichen (siehe Kasten auf Seite 20) erkennbar, die als Nebenkriterien auf eine Veranlagung zu Neurodermitis hindeuten.

Nur wenn mindestens drei der Hauptkriterien und drei der Nebenkriterien vorliegen, gilt die Diagnose „Neurodermitis" als gesichert.

TYPISCHE NEURO-DERMITIS-ZEICHEN: HAUPTKRITERIEN

- heftiger Juckreiz
- beim Säugling Milchschorf im Gesicht und auf dem Kopf
- beim Kleinkind Ekzem im Gesicht, bevorzugt an den Wangen, manchmal auch an den Streckseiten der Ellenbogen und Kniegelenke
- ab dem zweiten Lebensjahr Ekzeme in Knie- und Ellenbeuge
- „Elefantenhaut" (Lichenifikation) bei längerem Verlauf
- langwieriger, chronischer Verlauf mit wiederholten Rückfällen
- atopische Erkrankung in der Krankengeschichte des Betroffenen oder eines Familienangehörigen

Allergologische Testverfahren richtig interpretieren

Einheitliche Labortests, mit denen die Diagnose einer Neurodermitis eindeutig bestätigt werden kann, gibt es bislang

DISKRETE NEURO-DERMITIS-ZEICHEN: NEBENKRITERIEN

- trockene, schuppige Haut
- doppelte Unterlidfalte
- pelzmützenartiger Haaransatz
- Lichtung der seitlichen Augenbrauenpartie
- Blässe der Haut um den Mund herum, fahle Gesichtshaut
- dunkle Schatten unter den Augen
- Empfindlichkeit gegenüber Schafwolle
- auffallend viele Hautlinien in der Handfläche
- negativer Dermographismus: bei mechanischer Reizung mit einem spitzen Gegenstand wird auf der Haut ein blasser, statt eines geröteten Kratzstreifens sichtbar
- Schuppung und Einrisse an den Fingerkuppen
- verstärkter Juckreiz durch Schwitzen
- gehäufte Hautinfektionen

nicht. Hinweise kann der IgE-Spiegel im Blut liefern, der bei rund 80 Prozent der Betroffenen erhöht ist.

Besteht der Verdacht auf eine Allergie gegen Nahrungsmittel oder Substanzen, die über die Atemwege aufgenommen werden (Aeroallergene), wird der Allergologe entsprechende Allergietests durchführen. Beim Prick-Test, Intrakutan-Test und Scratch-Test wird eine allergenhaltige Lösung durch schmerzloses Einspritzen oder Einritzen oberflächlich in die Haut eingebracht.

Beim Reibe-Test wird die Haut kräftig mit dem Allergen, zum Beispiel mit Tierhaaren, Blütenpollen, Frucht- oder Gemüsesaft, eingerieben. Nach wenigen Minuten beziehungsweise nach 24 Stunden werden die Teststellen auf Hautreaktionen kontrolliert. Eine Allergie zeigt sich durch Rötungen oder Bläschenbildung.

Bringen diese Tests keine Klarheit, können in schweren Fällen Allergien auch durch Provokationstests überprüft werden. Dabei wird das mutmaßliche Aeroallergen auf die Schleimhäute aufgebracht beziehungsweise ein vermutetes Nahrungsmittelallergen über den Mund aufgenommen und anschließend die Reaktion beobachtet. Diese Tests müssen unbedingt ärztlich überwacht werden, da heftige Reaktionen bis hin zum Asthmaanfall oder Kreislaufversagen nicht auszuschließen sind.

Besteht der Verdacht auf eine Kontaktallergie gegen Substanzen, mit denen die Haut direkt in Berührung kommt, kann ein Epikutan-Test durchgeführt werden. Dabei werden verschiedene Allergene mit einem Pflaster auf der Haut fixiert. Eine mögliche Hautreaktion kann nach 48 beziehungsweise 72 Stunden abgelesen werden.

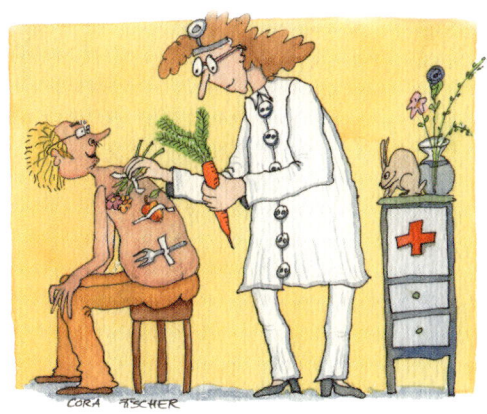

All diese Tests sind allerdings kein eindeutiger Beweis für oder gegen das Vorliegen einer Allergie, sondern können nur Hinweise liefern. Manchmal zeigen sich Reaktionen auf Substanzen, die der Patient eigentlich gut verträgt. Umgekehrt verschlechtert sich der Hautzustand oft eindeutig nach dem Genuss bestimmter Nahrungsmittel oder beim Kontakt mit Tieren, ohne dass sich dies mittels Allergietest nachweisen lässt.

Der erfahrene Allergologe wird sich bei der Diagnosestellung daher nicht allein auf diese Tests verlassen, sondern den Befund seiner Untersuchung, die berichteten Beschwerden und die Krankheitsvorgeschichte in den Vordergrund stellen.

Eindeutige Neurodermitis-Tests fehlen

PRAKTISCHE TIPPS: DARAUF SOLLTEN SIE ACHTEN

▶ Empfindliche, trockene Haut allein macht noch keine Neurodermitis. Aber die Wahrscheinlichkeit steigt, wenn gerötete, juckende Ekzemen auftreten und in Ihrer Familie bereits jemand an Neurodermitis, Heuschnupfen oder Asthma erkrankt ist.

▶ Beobachten Sie, welche Faktoren den Hautzustand verschlechtern. Reagieren Sie auf Blütenpollen, Tiere oder Lebensmittel allergisch? Hat eine Erkältung einen Ekzem schub ausgelöst? Hatten Sie Ärger im Büro?
Besprechen Sie dies mit Ihrem Arzt und suchen Sie gemeinsam nach Lösungen.

▶ Lassen Sie den Verdacht auf Allergien von einem erfahrenen Allergologen abklären.

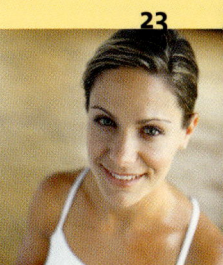

Der Alltag

Ihre Lebensführung trägt maßgeblich dazu bei, wie Ihre Erkrankung verläuft. Ergreifen Sie die Chance, sich und die Bedürfnisse Ihres Körpers besser kennen zu lernen. Tun Sie, was Ihr Wohlbefinden verbessert und meiden Sie, was Ihnen schadet und Ihren Hautzustand verschlechtert! Ein Rat, der einfach klingt und doch viele Fragen aufwirft: Welche Hautpflege ist die richtige? Kann man Umweltschadstoffen überhaupt entkommen? Müssen Neurodermitiker strenge Diät halten? Was tun, wenn psychische Belastungen „unter die Haut" gehen? Praktische Tipps helfen Ihnen, mit Ihrer Krankheit leben zu lernen!

4 | Körperpflege: Was tut der Haut gut?

Eine optimale Hautreinigung und -pflege ist die wichtigste Maßnahme, um den Hautzustand stabil zu halten. Welche Produkte der Haut gut tun, ist von Neurodermitiker zu Neurodermitiker, von Erkrankungsstadium zu Erkrankungsstadium sehr unterschiedlich und hängt auch von individuellen Unverträglichkeiten bestimmter Inhaltsstoffe ab. Einheitliche und allgemeingültige Empfehlungen für oder gegen bestimmte Präparate kann es nicht geben.

Genießen Sie die Wohltat: Hautpflege ist keine lästige Pflicht

Vorbeugung und Therapie zugleich

Für den Neurodermitiker ist eine optimale Hautpflege Vorbeugung und Therapie zugleich. An den individuellen Hautzustand angepasst, ist sie Basis jeder Behandlung der Neurodermitis.

Um Ekzemschüben vorzubeugen, ist eine besondere Pflege selbst dann unverzichtbar, wenn der Hautzustand stabil ist. Die neurodermitische Haut ist auch in beschwerdefreien Phasen außergewöhnlich trocken und extrem empfindlich (Kapitel 2.2). Die Haut muss daher besonders schonend gereinigt werden, um sie nicht zusätzlich zu strapazieren (Kapitel 4.1). Sie muss konsequent gepflegt werden, um die gestörte Barrierefunktion der Haut zu stabilisieren und den Fett- und Feuchtigkeitsmangel auszugleichen. Dadurch wird auch der Juckreiz gemildert und Hautinfektionen vorgebeugt.

Liegen keine weiteren Hautveränderungen vor, genügt eine regelmäßige Basispflege mit

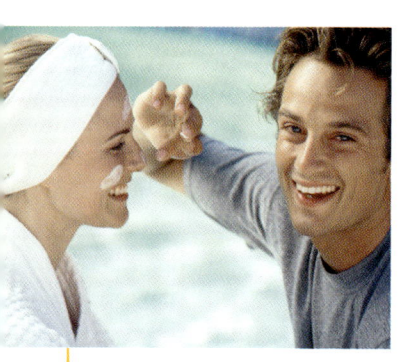

Konsequente Hautpflege ist ein Muss bei Neurodermitis.

wirkstofffreien Präparaten. Reicht dies nicht aus, um den Hautzustand stabil zu halten, können Produkte mit entzündungshemmenden und wundheilungsfördernden Wirkstoffen eingesetzt werden.

Bei akut entzündlichen, nässenden Ekzemen oder sogar infizierten Hautarealen sind Präparate mit medikamentösen Wirkstoffen erforderlich, die in Abstimmung mit dem Arzt angewendet werden (Kapitel 8).

Stimmen Sie die Hautpflege mit Ihrem Arzt ab

4.1 | Sanfte Körperhygiene

Auch wenn es schwer fällt: Neurodermitiker sollten intensiven Wasserkontakt meiden. Denn Wasser, vor allem kombiniert mit viel Seife oder Duschgel, strapaziert die Haut und schädigt den ohnehin eingeschränkten Fettsäureschutzmantel. Zu heißes Wasser verstärkt zusätzlich den Juckreiz.

Günstig sind rückfettende, nichtschäumende Badeöle, um die Haut zu pflegen und dem Feuchtigkeits- und Fettentzug entgegenzuwirken (z.B. Balneum, Balmandol). Schaumbäder dagegen strapazieren die Haut zusätzlich. Auch auf parfümierte Badezusätze sollte verzichtet werden, da sie die Haut reizen oder zu allergischen Reaktionen führen können. Aber auch pflanzliche Zusätze lösen manchmal allergische Reaktionen aus. Die individuelle Verträglichkeit ist also hier ein wichtiges Kriterium für die Wahl geeigneter Produkte.

Die Haut sollte möglichst nur mit lauwarmem Wasser gereinigt werden. Wenn nötig, statt Seife milde alkalifreie Waschsubstanzen verwenden. Günstig sind Reinigungspräparate, deren pH-Wert dem der Haut entspricht und bei etwa 5,5 liegt, um den Säureschutzmantel nicht unnötig zu strapazieren (z.B. Eucerin Waschöl). Eine gute Alternative sind fett-

TIPP: BADEN WIE KLEOPATRA

Schon Kleopatra und Kaiserin Sissi sollen dieses milde, rückfettende Bad besonders geschätzt haben. Und so wird´s gemacht: Lassen Sie lauwarmes Badewasser einlaufen. Nehmen Sie zwei Tassen Milch oder eine Tasse Sahne, geben Sie einen Esslöffel kalt gepresstes Öl (z.B. Oliven-, Sonnenblumen- oder Distelöl) dazu. Gut mischen und ins Badewasser geben. Nicht länger als 10 Minuten baden!

reiche, natürliche Kernseifen mit einem stabilisierten, gepufferten pH-Wert (z.B. Eubos, Dermomild, Neutrogena).

Rückfetten nicht vergessen

Nach dem Baden oder Duschen sollte die Haut nur behutsam abgetupft werden. Reiben oder rubbeln reizt die Haut. Der ganze Körper sollte noch feucht – auch nach einem Ölbad – eingecremt werden. Dies wirkt nicht nur dem Fett- und Feuchtigkeitsmangel der Haut entgegen, sondern wird auch als angenehm kühlend empfunden und mindert Juckreiz.

PRAKTISCHE TIPPS: DIE HAUT SCHONEND REINIGEN

▶ So paradox es klingt: Wasser entzieht der Haut Feuchtigkeit und trocknet sie aus! Meiden Sie daher all zu viel Wasserkontakt.

▶ Baden oder besser noch duschen Sie höchstens zwei- bis dreimal pro Woche nur zehn Minuten lang bei maximal 32 bis 36 Grad Celsius.

▶ Brausen Sie die Haut morgens mit kaltem Wasser ab! Dies regt den Körper an, Kortison auszuschütten, das sich günstig auf den Hautzustand auswirkt.

▶ Verzichten Sie auf Seife, Duschgel und Schaumbäder. Bevorzugen Sie – falls überhaupt nötig – alkalifreie, für Allergiker geeignete (hypoallergene) und parfümfreie Waschsubstanzen. Günstig sind rückfettende Badezusätze.

▶ Verwenden Sie keine alkoholhaltigen Präparate, die die Haut reizen.

▶ Die Haut nach der Reinigung vorsichtig trocken tupfen, nicht rubbeln.

▶ Pflegen Sie Ihre Haut nach jedem ausgiebigen Wasserkontakt mit feuchtigkeitsspendenden und rückfettenden Präparaten.

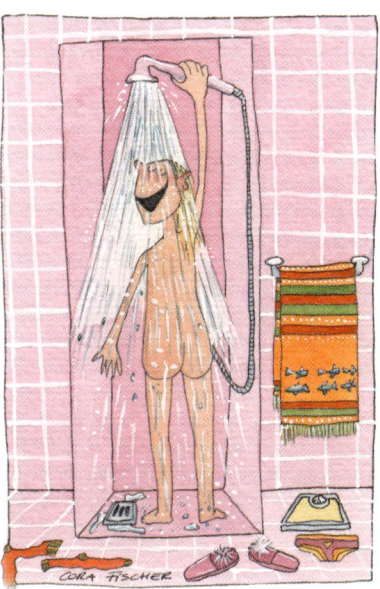

.2 | Angepasste Hautpflege

Für die Hautpflege stehen Produkte in unterschiedlichen Zubereitungen zur Verfügung. Ob besser Salbe, Creme oder Lotion verwendet wird, hängt vom jeweiligen Hautzustand ab. Oft ist die Wahl der richtigen Zubereitung wichtiger als die der Inhaltsstoffe.

Hautpflegepräparate auf einen Blick

FETTSALBE: Fast wasserfreie Wasser-in-Öl-Emulsion. Kommt ohne Emulgatoren und Stabilisatoren aus, da sie dem natürlichen Zustand entspricht, den Öl und Wasser miteinander eingehen. Zieht schlecht ein. Führt der Haut sehr viel Fett zu und ist daher für extrem trockene Hautzustände geeignet. Blockiert die Abgabe von Wasser und Wärme in der Haut, daher nicht bei akut entzündeten und überwärmten Hautarealen anwenden.

SALBE: Wasser-in-Öl-Emulsion mit hohem Fettanteil und geringem Wasseranteil. Kann ohne Emulgatoren und Stabilisatoren hergestellt werden. Führt der Haut viel Fett zu und ist daher für chronisch trockene Haut geeignet. Hält ebenfalls Wasser und Wärme in der Haut zurück. Wirkt sich auf akut entzündete und überwärmte Hautpartien eher ungünstig aus.

Beachten Sie die Grundregel: feucht auf feucht, fett auf trocken

CREME: Öl-in-Wasser-Emulsion, die mehr Wasser als Fett enthält. Ist angenehm aufzutragen und zieht schnell ein. Hat durch den hohen Anteil an Wasser, das nach dem Auftragen verdunstet, einen kühlenden Effekt und ist für akut entzündliche und überwärmte Hautareale geeignet. Die erforderlichen Emulgatoren und Stabilisatoren können möglicherweise allergische Reaktionen hervorrufen.

LOTION, HAUTMILCH: Sehr wässrige, fast fettfreie Öl-in-Wasser-Emulsion. Zieht schon beim Auftragen ein. Durch den geringen Fettanteil ist der Pflegeeffekt gering, der hohe Wasseranteil wirkt eher austrocknend. Für akute, nässende Hautentzündungen.

LOTIO: Schüttelmixtur, bei der feste Bestandteile in Flüssigkeit gelöst werden (flüssiges Puder). Wirkt kühlend, austrocknend und juckreizlindernd.

Creme oder Salbe? Der Hautzustand entscheidet!

Wichtigstes Kriterium, nach dem die geeignete Zubereitung gewählt wird, ist der Hautzustand. Grundsätzlich gilt: Je akuter und nässender der Hautzustand ist, umso wässriger sollte das Pflegepräparat sein, je trockener und spröder die Haut ist, umso fettreicher.

▶ Für trockene Haut sollte eine Salbe mit fettreicher Grundlage, für extrem trockene, rissige Hautareale eine Fettsalbe gewählt werden.

▶ Akut entzündliche, das heißt gerötete und überwärmte

Hautareale sollten mit einer fettarmen Creme oder Lotion gepflegt werden.

▶ Auf nässenden Ekzemen können Schüttelmixturen und feuchte Umschläge angewendet werden, die kühlend und austrocknend wirken.

Zur täglichen Pflege während beschwerdefreier Phasen, in denen der Hautzustand stabil ist, eignen sich vor allem feuchtigkeitsspendende, wirkstofffreie Zubereitungen mit wässriger Grundlage wie Creme, Lotion und Hautmilch. Die Haut älterer Menschen hat in der Regel einen höheren Fettbedarf als jüngere Haut. Sie wird besser mit Salben oder feuchtigkeitsbindenden Cremes gepflegt.

Welches Pflegepräparat geeignet ist, beeinflussen zudem auch Jahreszeit und Witterung. Bei hohen Außentemperaturen wirken sich Salben oder Fettsalben oft ungünstig aus, da sie die Abgabe von Schweiß und Wärme behindern. Im Winter dagegen ist der Fettfilm, den Salben und Fettsalben auf der Haut hinterlassen, eher erwünscht und wirkt schützend.

Natürliche Wirkstoffe unterstützen die Pflege

Um die trockene, empfindliche Haut zu pflegen und Ekzemschüben vorzubeugen, genügen während erscheinungsfreier Phasen oft rückfettende und feuchtigkeitsspendende Basisprodukte, die keine weiteren Wirkstoffe enthalten.

Sehr günstig können sich zusätzlich natürliche Wirksubstanzen auswirken, die den Grundpflegeprodukten zugesetzt werden. Auch während eines Erkrankungsschubes können dermo-

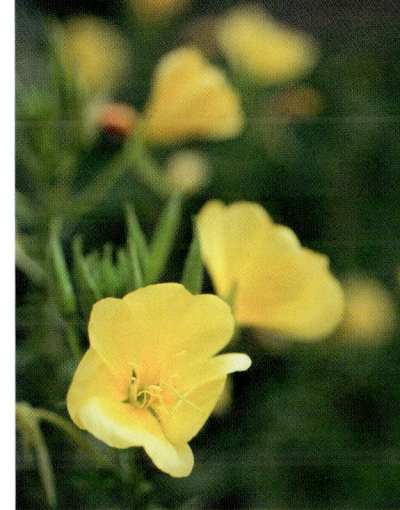

Das Öl der Nachtkerze eignet sich gut für die Neurodermitis-Haut.

kosmetische Produkte mit bewährten Inhaltsstoffen (z.B. Remederm Creme) abwechselnd oder alternativ zu äußerlichen Arzneimitteln eingesetzt werden, insbesondere um Kortison zu sparen (Kapitel 8.1).

Gute Erfahrungen machen viele Neurodermitiker mit Pflegepräparaten, die Öl aus der Nachtkerzenpflanze, aus Borretschsamen oder Schwarzkümmel enthalten (z.B. Linolacreme mit Nachtkerzenöl). Damit soll der Mangel an Gamma-Linolensäure in der Haut ausgeglichen werden. Auch Mandelöl ist oft sehr wohltuend. Es ersetzt bestimmte Fettsäuren in der Haut und unterstützt damit die Barrierefunktion (z.B. Excipial Mandelölsalbe).

Testen Sie zunächst an der Ellenbeuge, ob Sie ein Pflegepräparat gut vertragen.

Entzündungshemmend und heilend wirken auch Extrakte aus Kamillenblüten, Arnika oder Ringelblume (Calendula) und viele andere Phytotherapeutika (vgl. Kapitel 8.1). Manchmal lösen diese Inhaltsstoffe allerdings eine Kontaktallergie aus.

Ähnliches gilt für Teebaumöl. Die ätherischen Öle des Teebaums, die in speziellen Reinigungs- und Pflegepräparaten für Neurodermitiker verwendet werden, fördern sehr gut die Abheilung und beugen Keimbesiedelungen vor. Doch vor allem wenn Teebaumöl längere Zeit gelagert wird, kann das enthaltene Cineol starke allergische Reaktionen auslösen. Wird Teebaumöl verschluckt, kann es sogar zu Vergiftungserscheinungen kommen.

Harnstoff (Urea) unterstützt die Haut dabei, Feuchtigkeit zu binden und macht sie glatt und geschmeidig. Entsprechende Pflegepräparate (z.B. Excipial U Lipolotio, Ureata, Nubral forte Creme; kombiniert mit Nachtkerzenöl in Menalind derm) können den Mangel an Harnstoff in der neurodermitischen Haut ausgleichen und Ekzemen vorbeugen. Bei akut entzündlichen Hautveränderungen können harnstoffhaltige Präparate jedoch möglicherweise brennen und die Haut reizen.

Vorsicht Allergie-Gefahr!

Neben dem aktuellen Hautzustand ist vor allem die individuelle Verträglichkeit für die Auswahl der optimalen Produkte entscheidend. Manche Neurodermitiker reagieren auf bestimmte Inhaltsstoffe mit Allergien. Im Vordergrund stehen dabei Duftstoffe, Farb- oder Konservierungsstoffe sowie Emulgatoren. Aber auch pflanzliche Bestandteile können die Haut sensibilisieren.

> **TIPP: AUF INHALTS-STOFFE ACHTEN**
>
> Bei Allergien auf Kosmetik-Inhaltsstoffe erleichtert beispielsweise ein Service der Fachklinik Haus Allgäu die Auswahl verträglicher Pflegeprodukte. Den „Allergieindex" finden Sie im Internet unter www.ahg.de.

Neurodermitiker sollten daher hypoallergene Produkte, also Produkte mit geringem Allergengehalt, bevorzugen. Gleichzeitig müssen individuelle Allergien berücksichtigt werden. Damit Allergiker verträgliche Produkte leichter auswählen können, sind die Inhaltsstoffe von Kosmetika deklarationspflichtig und können auf der Produktpackung nachgelesen werden.

PRAKTISCHE TIPPS: DIE HAUT RICHTIG PFLEGEN

▶ Pflegen Sie Ihre Haut regelmäßig, auch in Phasen mit stabilem Hautzustand, um einem Ekzemschub vorzubeugen.

▶ Versorgen Sie Ihre Haut mit so viel Pflegeprodukten wie nötig. Doch „überpflegen" Sie nicht, damit Ihre Haut die Eigenleistung nicht noch mehr einstellt.

▶ Spannt die Haut, braucht sie Präparate mit einem hohen Feuchtigkeitsanteil wie Creme oder Lotion.

▶ Fühlt sich die Haut wie Papier oder Leder an, verwenden Sie eher Salben.

▶ Rissig und spröde Hautareale benötigen Salbe und Fettsalbe mit einem hohen Fettanteil.

▶ Nässende Ekzeme mit frischen Entzündungen sollten Sie nicht einfetten, sondern mit feuchten Umschlägen oder Schüttelmixturen behandeln.

▶ Verwenden Sie hypoallergene und insbesondere Parfümfreie Präparate. Meiden Sie vor allem Substanzen, auf die Sie persönlich allergisch reagieren. Prüfen Sie die Inhaltsstoffe sorgfältig.

▶ Schützen Sie Ihre empfindliche Haut auch ausreichend gegen Sonne, bevorzugt durch leichte, luftdurchlässige Textilien. Vor allem Kinder nicht ohne T-Shirt und Kopfbedeckung in die Sonne lassen!

▶ Bei trockener Haut sollten Sie eher Sonnenschutzpräparate in Form von Salben oder Cremes verwenden. Für entzündete Hautpartien sind Zubereitungen als Lotion oder Gel zu empfehlen.

▶ Auf Duft-, Konservierungs- und Farbstoffe verzichten. Diese können dazu beitragen, dass Ihre Haut überempfindlich auf Sonne reagiert. Allergische Reaktionen können auch durch Emulgatoren in Lichtschutzpräparaten verursacht sein. Probieren Sie alternativ ein Gel aus!

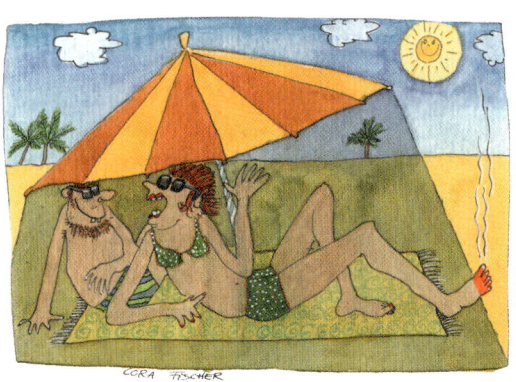

▶ Bei photoallergischen Reaktionen auf chemische UV-Filter sollten Sie auf Präparate mit mineralischen Mikropigmenten wie Titanoxid oder Zinkoxid ausweichen. Sie sind besonders für Kinder geeignet.

5 | Vorbeugung: Was schadet der Haut?

Es gibt zahlreiche Möglichkeiten, durch eine geeignete Gestaltung des täglichen Lebens den Verlauf der Erkrankung günstig zu beeinflussen. Neurodermitiker werden von allen Seiten mit entsprechenden Ratschlägen überschüttet: Der eine hat gelesen, eine Diät sei unnötig, für den anderen ist Zucker die Wurzel allen Übels. Der eine empfiehlt, die Katze abzuschaffen, der andere meint, die Wohnung müsse staubfrei sein. Oder vielleicht sind die ständigen Streitereien mit der Lebensgefährtin schuld?

Doch Neurodermitis ist eine sehr komplexe Erkrankung, bei der pauschale Empfehlungen selten „passen". Die Kunst besteht darin, die individuellen Auslöser und Verstärker herauszufinden. Dies ist oft nicht ganz einfach. Die nachfolgenden Tipps sollen daher eine Orientierungshilfe sein, worauf im Alltag besonders geachtet werden sollte.

> **TIPP: LERNEN SIE SICH SELBST KENNEN**
>
> Führen Sie ein Tagebuch, in dem Sie Hautveränderungen und Juckreiz notieren und gleichzeitig Behandlungsmaßnahmen, tägliche Aktivitäten und Ihre seelische Befindlichkeit festhalten. Vermerken Sie bei deutlichen Verschlechterungen des Hautzustandes, welche Faktoren diese ausgelöst haben könnten. Waren Sie auf einer blühenden Wiese spazieren? Hatten Sie Kontakt mit Tieren? Haben Sie etwas Ungewöhnliches gegessen? Hatten Sie Ärger mit dem Chef? Nach und nach wird sich zeigen, was Ihnen nicht gut tut und was Sie deshalb meiden sollten!

Allergenfrei leben

Unser Grenzorgan Haut wird vielfältigen Einflüssen ausgesetzt, denen die empfindliche, in ihrer Schutzfunktion gestörte Haut des Neurodermitikers fast wehrlos ausgeliefert ist. Um möglichst beschwerdefrei leben zu können, muss der Neurodermitiker einerseits durch eine angepasste Pflege die Barrierefunktion der Haut stärken (Kapitel 4), gleichzeitig jedoch die Trigger-

Sie sollten unter den vorbeugenden Maßnahmen nicht mehr leiden als unter den möglichen Beschwerden

Faktoren meiden, die seinen Hautzustand verschlechtern. Schadstoffe und Substanzen, die die Haut reizen, sollten daher gemieden werden. Insbesondere sollte der Neurodermitiker seine erhöhte Neigung zu Allergien und allergischen Erkrankungen wie Heuschnupfen und Bronchialasthma berücksichtigen.

Um einer Sensibilisierung vorzubeugen, sollte die Haut nicht ständig mit starken Allergenen belastet werden. Aber: Wägen Sie ab, worauf Sie im Einzelfall gut verzichten können und wo Sie vielleicht Kompromisse schließen möchten.

Hat sich bereits eine Allergie entwickelt, kann der Kontakt mit dem Allergen den Hautzustand verschlechtern und sogar einen Ekzemschub auslösen. Bei bekannten Allergien sollte man sich gezielt vor den auslösenden Substanzen schützen und sie besonders konsequent aus dem persönlichen Alltag verbannen.

5.1 Hautfreundliche Kleidung

Der körpernahste Umweltfaktor, dem die Haut unmittelbar ausgesetzt wird, sind Bekleidung und Bettwäsche. Und nicht selten kann Wäsche die Haut irritieren und sogar allergische Reaktionen hervorrufen. Die Haut des Neurodermitikers reagiert besonders empfindlich auf ungünstige Textilien.

Raue Gewebe meiden

Grobe Stoffe scheuern auf der trockenen Haut besonders stark. Vor allem raue, eng anliegende Kleidungsstücke, die an feuchten Hautarealen reiben, können die Oberhaut mechanisch reizen. Die meisten Neurodermitiker empfinden Fasern aus Schafwolle als unangenehm. Am angenehmsten sind glatte, feine Gewebe aus Baumwolle oder Seide. Kunstfasertextilien aus Polyamid oder Polyacryl sind meist weniger empfehlenswert, da sie weniger luftdurchlässig sind und verhindern, dass der Schweiß abdunstet. Hitzestaus und Schweiß aber verschlimmern den Juckreiz. Andererseits gibt es Sportwäsche aus speziellen Synthetikmaterialien, die die Feuchtigkeit schnell nach außen transportieren und daher auch von Neurodermitikern sehr gut vertragen wird.

Vorsicht Chemikalien!

Aufgrund der gestörten Barrierefunktion ist die Haut des Neurodermitikers besonders empfänglich für Schadstoffe wie Textilchemikalien, die durch die geschädigte Hornschicht in die lebenden Hautschichten vordringen und eine Kontaktallergie auslösen können.

Vorsicht ist auch bei so genannten „Veredelungssubstanzen" geboten, mit denen Textilien ausgerüstet werden, damit sie beispielsweise „bügelfrei" oder „knitteram" sind. Als besonders problematisch gilt Formaldehyd.

Viele Kleidungsstücke sind zudem mit Dioxinen, Furanen oder anderen schädlichen Chemikalien belastet. Die Rückstände stammen beispielsweise von Pestiziden, mit denen die Baumwollfelder gespritzt wurden. Für den Transport der Kleidung werden manchmal Zusätze beigegeben, um einen Befall mit Schimmelpilzen zu verhindern.

Besonders empfehlenswert sind Kleidungsstücke mit einem „Öko"-Label

Außerdem werden Sensibilisierungen gegen synthetische, nicht jedoch gegen natürliche Farbstoffe beobachtet. Dunkelblau oder schwarz gefärbte synthetische Fasern scheinen ein höheres Allergiepotenzial zu haben als dunkle Naturfasern wie Baumwolle, Leinen oder Seide.

Um Verbrauchern mit Hautproblemen die Auswahl geeigneter Kleidungsstücke zu erleichtern, fordern Allergologen, dass die Inhaltsstoffe in Bekleidungsstücken – ähnlich wie in Kosmetika – deklariert werden. Ökologisch orientierte Hersteller verzichten so weit wie möglich auf solche haut- und umweltschädigenden Substanzen.

Waschmittelrückstände gründlich ausspülen

Auch Waschmittelrückstände können die Haut irritieren: Duftstoffe nehmen in der Hitliste der Kontaktallergene einen der vorderen Plätze ein. Auch auf „Weißmacher"-Enzyme reagieren Neurodermitiker verstärkt. Tenside oder Detergenzien irritieren aufgrund ihrer fettlösenden Eigenschaften die Haut. Nach dem Waschen sollte die Kleidung daher gründlich gespült werden, damit möglichst wenig Waschmittelrückstände zurückbleiben.

Umstritten sind Weichspüler, die Allergien auslösen können. Andererseits wird die Wäsche dadurch schön weich und irritiert die Haut weniger. Eine mögliche Alternative ist Essigessenz. Manche Neurodermitiker empfinden Textilien, die im Trockner getrocknet wurde, als angenehm, andere ziehen gebügelte Wäsche vor.

PRAKTISCHE TIPPS: HAUTFREUNDLICHE KLEIDUNG

▶ Wählen Sie Kleidungsstücke, in denen Sie persönlich sich wohlfühlen!

▶ Muten Sie Ihrer empfindlichen Haut keine rauen, kratzenden Stoffe, wie zum Beispiel Schurwolle, zu.

▶ Am besten wird Kleidung, Wäsche und Bettwäsche aus möglichst naturbelassenen und ungefärbten Materialien wie Baumwolle, Leinen oder Seide vertragen. Informieren Sie sich über ökologische Bekleidungshersteller!

▶ Neue Textilien vor dem ersten Tragen mehrmals waschen!

▶ Tragen Sie luftige, schweißdurchlässige Kleidung, die nicht zu warm ist.

▶ Entfernen Sie scharfe Etiketten und tragen Sie Wäsche mit den Nähten nach außen.

▶ Wenn Sie an einer Nickel-Allergie leiden, sollten Sie direkten Hautkontakt mit Metallteilen wie Knöpfen, Schnallen oder Reißverschlüssen, aber auch Brillen und Modeschmuck meiden.

▶ Bei Allergien gegen Tierhaare sollten Sie auch keine Pelze oder fellgefütterte Kleidungsstücke tragen!

▶ Kleidung sollte waschmaschinenfest sein und bei hohen Temperaturen gereinigt werden können, damit Sie Fett-, Schuppen- und Staubreste problemlos entfernen können.

▶ Verwenden Sie parfümfreies Waschmittel ohne optische Aufheller! Biologische Waschmittel erhalten Sie in Naturkostläden.

▶ Nach dem Waschen eventuell mit einem zusätzlichen Kurzprogramm Ihrer Waschmaschine nochmals spülen, damit keine Waschmittelrückstände die Haut reizen.

▶ Die meiste Wäsche wird im Wäschetrockner angenehm weich oder durch Bügeln schön glatt.

3.2 | Allergenarmes Lebensumfeld

Nicht genug, dass die Neurodermitis dem Betroffenen zu schaffen macht: Neurodermitiker leiden in vielen Fällen gleichzeitig unter allergischen Begleiterkrankungen, die sich wiederum ungünstig auf die Ekzemkrankheit auswirken. Allergene wie Blütenpollen, Hausstaubmilben und Tierhaare zählen zu den wichtigsten Trigger-Faktoren der Neurodermitis.

Bei Allergieverdacht immer zum Allergologen

Bei entsprechenden Allergien sollten die individuellen auslösenden Substanzen möglichst konsequent gemieden werden (Allergenkarenz).

Blütenpollen meiden

Beachten Sie örtliche Pollenflug-Vorhersagen

Spitzenreiter unter den Allergien ist der Heuschnupfen (allergische Rhinitis). Ausgelöst wird dieser ungewöhnlich lang andauernde „Schnupfen", der jedes Jahr zur gleichen Zeit auftritt, nicht nur durch Heu, sondern durch Blütenpollen von Gräsern, Bäumen, Sträuchern und Kräutern.

Bereits zwischen Februar und April plagen frühblühende Bäume wie Erle, Hasel oder Birke den Pollen-Allergiker. Von Mai bis Juni machen sich vor allem Gräser bemerkbar, zu denen auch Getreide wie Roggen gehören. Kräuter wie Spitzwegerich, Beifuß und Brennnessel können bis in den Spätsommer hinein Beschwerden verursachen.

Betroffene fühlen sich krank, müde, abgeschlagen und gereizt. Typische Symptome sind häufige Niesattacken und Fließschnupfen, aber auch eine verstopfte Nase durch angeschwollene Schleimhäute. Die Augen sind gerötet und lichtempfindlich, tränen, brennen und jucken. Aber auch Rötungen und Juckreiz der neurodermitiskranken Haut können durch Pollen verstärkt werden.

Wird die Pollen-Allergie nicht adäquat behandelt, kann es zudem zu einem „Etagenwechsel" von den oberen zu den tieferen Atemwegen kommen: Die Beschwerden verlagern sich dann vom Nasen-Rachen-Raum auf die Bronchien. Lebensbedrohliches allergisches Asthma kann die Folge sein.

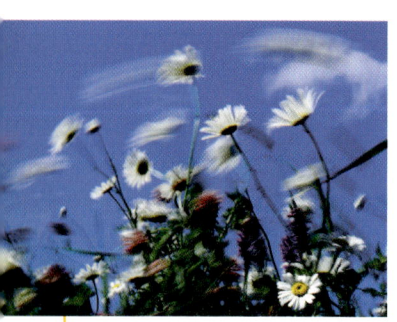

Bei Pollen-Allergie: Zur Hauptblütezeit blühende Wiesen meiden.

Wichtigste Maßnahme ist, das jeweilige Allergen möglichst zu meiden und aus dem engsten Lebensumfeld zu verbannen. Pollen-Allergiker sollten sich vor allem während des stärksten Pollenflugs nicht in der Umgebung der Pflanzen aufhalten, auf die sie allergisch reagieren und auf anstrengende körperliche Aktivitäten im Freien verzichten.

Rund ein Drittel der Pollen-Allergiker ist zusätzlich gegen botanisch verwandte Nahrungsmittel allergisch (Kapitel 5.3). Daher mögliche Kreuzreaktionen beachten!

Hausstaubmilben reduzieren

Ein besonders wichtiges Allergen sind die Stoffwechselprodukte der Hausstaub-milbe. Staubmilben sind kleinste Lebewesen, die nur unter dem Mikroskop sichtbar werden. Die Spinnentiere leben im ganz normalen, unvermeidlichen Hausstaub, vor allem in Teppichen, Polstermöbeln und Bettmatratze. Sie haben mit Unsauberkeit nichts zu tun. Im Bett gedeihen die Parasiten besonders gut. Körperwärme und Nachtschweiß schaffen ein ideales Brutklima, die bei Neurodermitikern vermehrt abgeschilferten Hautschuppen bieten reichlich Futter.

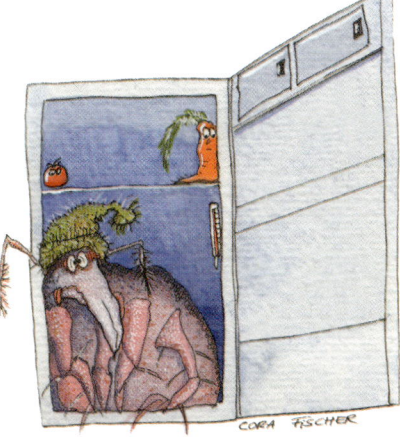

Machen Sie Milben in Kuscheltieren im Gefrierschrank den Gar aus.

Die Kotballen mit den Allergenen der Hausstaubmilbe wirbeln mit dem norma-len Hausstaub durch die Luft. Sie können den Hautzustand bei der Neurodermitis verschlechtern und zu Schleimhautreaktionen wie beim Heu-schnupfen bis hin zu Hustenreiz und Asthma führen.

HAUSSTAUBMILBEN-SANIERUNG FÜR ALLERGIKER

ERSCHWEREN SIE DIE LEBENSBEDINGUNGEN DER HAUSSTAUBMILBE: Halten Sie Ihre Wohn-
und Arbeitsräume kühl und lüften Sie reichlich. Meiden Sie Luftbefeuchter und Klimaanlagen.
Verzichten Sie auf „Staubfänger" wie Polstermöbel, Teppiche oder Gardinen. Bewahren Sie
Bücher in geschlossenen Schränken auf. Entfernen Sie Hausstaub gründlich, möglichst durch
feuchtes Wischen (Hautschutz beachten!).

SCHÜTZEN SIE IHREN SCHLAFBEREICH: Verwenden Sie milbendichte Bezüge für Matratze und
Bettzeug, zum Beispiel latexfreie Schutzbezüge (Encasings), die keine Allergene durchlassen
und dennoch atmungsaktiv sind. Bettwäsche wöchentlich bei 60° C waschen. Auch Zudecken
und Kopfkissen gibt es aus hautverträglichen, waschbaren Naturmaterialien.

REDUZIEREN SIE DEN STAUBMILBENBEFALL: Milben tötende Substanzen (z.B. Milbiol, Acarex)
können Milben in Polstermöbeln oder Teppichen für Wochen bis Monate reduzieren. Wenden
Sie diese Präparate nicht zu häufig an, auch wenn schädigende Auswirkungen für den Menschen bisher nicht bekannt sind. Kuscheltiere sollten regelmäßig bei mindestens 60° C gewa-
schen werden. Alternativ für einige Stunden in einem Gefrierbeutel in die Tiefkühltruhe
legen, um die Staubmilben abzutöten. Danach auswaschen.

Bei einer Staubmilben-Allergie sollte das Wohnumfeld entsprechend „saniert" werden. Doch dies bedeutet nicht, dass der
Lebensraum besonders hygienisch gehalten und womöglich
mit Desinfektionsmitteln behandelt werden sollte. Im Gegenteil: Eine „keimfreie" Umgebung scheint sogar die Allergie-Nei-
gung zu erhöhen. So erkranken Kinder, deren Immunsystem
selten durch Infekte trainiert wird, häufiger an Allergien.

Durch geeignete Maßnahmen kann die Zahl der Milben
jedoch drastisch reduziert werden.

Milbentests, in Apotheken erhältlich (z.B. Acarex-Test, Bio-
check Allergen Control), helfen, die hauptsächlichen Quellen
der Milbenbelastung ausfindig zu machen. Diese „Nester" können dann mit speziellen Chemikalien gezielt beseitigt werden.

Auf Haustiere verzichten

Tiere sind in einem Haushalt, in dem ein Neurodermitiker lebt, grundsätzlich problematisch, da die Allergenbelastung sehr groß ist. Menschen mit atopischer Veranlagung neigen verstärkt dazu, durch den intensiven Kontakt mit Hund, Katze oder Kaninchen und die überall in der Wohnung befindlichen Tierhaare sensibilisiert zu werden. Zudem ist der Staub in den Käfigen von Vögeln, Goldhamster oder Meerschweinchen extrem mit Milben belastet. Auch Fischfutter besitzt ein starkes allergenes Potenzial.

Hautschuppen und Speichel von Tieren sind starke Allergene

Es ist besser, ein Haustier gar nicht erst anzuschaffen, als es später wieder weggeben zu müssen. Vor allem für Kinder kann die Trennung von dem Tier ein so schmerzliches Erlebnis werden, dass sich dadurch die Neurodermitis verstärkt.

Wer bereits eine Allergie gegen Tierhaare hat, kann schon durch Kontakt zu einem Tierhalter, der Tierhaare an seiner Kleidung trägt, allergische Reaktionen zeigen. Übrigens sind dann auch Kuscheltiere aus Tierfell ungeeignet.

Geeigneten Beruf wählen

Der ausgeübte Beruf ist ein wichtiger Einflussfaktor für den weiteren Krankheitsverlauf der Neurodermitis. Wer mit hautschädigenden Substanzen arbeitet oder sich häufig und intensiv waschen muss, sollte Hautpflege- und -schutzmaßnahmen besonders beherzigen.

Dasselbe gilt für die Hausarbeit. Auch Putzwasser und Haushaltsreiniger strapazieren die Haut, ein Kontaktekzem kann die Folge sein. Aufgewirbelter Staub wirkt sich ebenfalls ungünstig aus.

Jugendliche sollten schon bei der Berufswahl ihren empfindlichen Hauttyp berücksichtigen und sich mit ihrem Fach-

arzt beraten. Denn auch wenn nach der Pubertät akute Ekzemschübe oft abklingen, ist die Haut dennoch nicht normal
belastbar. Während eines Praktikums kann schon vor Ausbil-
dungsbeginn getestet werden, ob der Wunschberuf tatsächlich
geeignet ist.

Problematisch sind berufliche Tätigkeiten, die die Haut
durch „Feuchtarbeit", Reinigungs- und Desinfektionsmittel
oder Chemikalien, strapazieren. Dazu zählen Friseur, Kranken-
pfleger, Arzt, aber auch Schlosser, Metallarbeiter oder Maler.

Auch ein intensiver Kontakt im Berufsalltag mit Allergenen
wie Tierhaaren, Schafwolle, Mehl, Staub oder Blütenpollen
kann die Haut reizen und Allergien begünstigen. Daher können auch Berufe wie Landwirt, Tierpfleger, Tierarzt, Bäcker,
Schreiner oder Maurer beim Atopiker zu gesundheitlichen Problemen führen.

Der Hautarzt kann prüfen, ob der Beruf ein Ekzem bedingt
oder verschlechtert. Dann ist eventuell eine Anerkennung als
Berufskrankheit möglich.

PRAKTISCHE TIPPS: GESÜNDER WOHNEN UND ARBEITEN

▶ Bei einer Allergie auf Hausstaubmilben sollten Sie insbe-
sondere das Schlafzimmer „milbenfrei" sanieren.
▶ Hausstaub- oder Pollen-Allergiker sollten die Wohnung regel-
mäßig feucht reinigen anstatt zu saugen.
▶ Statten Sie Ihren Staubsauger und die Lüftung Ihres Autos
mit einem Allergen-Filter aus!
▶ Bettwäsche häufig waschen.
▶ Holen Sie sich keine stark pollenhaltigen Schnittblumen wie
Lilien, Sonnenblumen und Weidenkätzchen in die Wohnung.
▶ Achten Sie auf eine schadstoffarme Wohnungsausstattung.

Vorsicht vor allem bei Formaldehyd und Holzschutzmitteln.

▶ Verzichten Sie vorsorglich auf Haustiere. Reiten ist ein ungeeignetes Hobby.

▶ Bei entsprechender Sensibilisierung sollten Sie Ihre Rosshaar- oder Schafwollmatratze austauschen.

▶ Halten Sie die Raumtemperatur eher kühl.

▶ Sorgen Sie für „rauchfreie" Wohnung und Arbeitsplatz.

▶ Berufe, die häufige und intensive Reinigungsmaßnahmen erfordern und eine hohe Allergenbelastung mit sich bringen, sollten gemieden werden.

▶ Hantieren Sie so wenig wie möglich selbst mit Putzmittel und Wasser oder tragen Sie baumwollgefütterte Schutzhandschuhe.

▶ Verwenden Sie keine scharfen, ätzenden Haushaltsreiniger oder gar Desinfektionsmittel! Gute Alternativen sind Neutralseife für normale Verschmutzungen, Essig gegen Kalk und verdünnter Spiritus zum Fensterputzen.

.3 Gesunde Ernährung

Viele Neurodermitiker kennen das: Sie haben vielleicht in einem exotischen Restaurant geschlemmt, das Essen war schön scharf gewürzt, der Rotwein hat besonders gut geschmeckt – und am nächsten Tag „blühen" Ekzeme auf der Haut. Oder der Osterhase hat großzügig seine Artgenossen aus Schokolade verschenkt, die Nougat-Pralinen waren auch sehr lecker, die bunten Eier allzu verlockend – und in der Nacht plagt eine Juckreiz-Attacke das Kind.

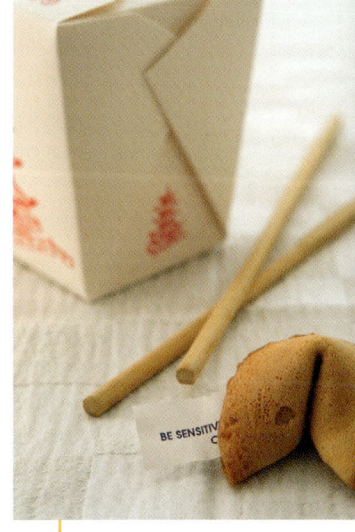

Manche Neurodermitiker reagieren auf exotisches Essen mit Ekzemschüben.

Nahrungsmittelunverträglichkeiten zählen zu den wichtigsten Verstärkern einer Neurodermitis. Kinder sind häufiger betroffen als Erwachsene, möglicherweise weil die Darmschleimhaut noch durchlässiger für Nahrungsallergene ist. Schätzungen zufolge leiden 20 bis 30 Prozent der neurodermitiskranken Kinder gleichzeitig unter einer Nahrungsmittelallergie (Kapitel 11.2). Etwa bei jedem zehnten Erwachsenen verbessert sich der Hautzustand, wenn auf bestimmte Lebensmittel verzichtet wird.

Die – nicht immer sehr charakteristischen – Beschwerden einer Nahrungsmittelallergie treten in der Regel nach wenigen Minuten, manchmal jedoch auch erst verzögert nach ein bis zwei Tagen auf: Haut, Mund und Rachen jucken, manchmal schwellen Lippen oder Kehlkopf an. Das Schlucken fällt schwer. Asthmatische Beschwerden, Kopfschmerzen, Magenkrämpfe, Blähungen und Durchfall können hinzukommen. In glücklicherweise seltenen Fällen kommt es zu Kreislaufstörungen bis hin zum allergischen Schock.

Keine pauschale Diät

Keine Diät sollte schlimmer sein als die Erkrankung selbst

Ob und welche Nahrungsmittel ein Neurodermitiker nicht verträgt, ist individuell sehr unterschiedlich. Es kann daher keine pauschale Neurodermitis-Diät und keine allgemeingültige Verbotsliste bestimmter Nahrungsmittel geben. Auch für Neurodermitiker gilt der Grundsatz: Eine ausgewogene, vollwertige Ernährung ist Grundlage für einen gesunden Organismus (Kapitel 9.1).

Extreme Diäten ohne vorherige individuelle Testung können zu Mangelzuständen führen. Zudem beeinträchtigen sie unnötig die durch die Ekzemerkrankung ohnehin eingeschränkte Lebensqualität.

Allergene gezielt suchen

Bei Verdacht auf eine Nahrungsmittelunverträglichkeit sollte genau beobachtet werden, welche Speisen den Hautzustand verschlechtern und den Juckreiz verstärken. Verzichtet werden sollte nur auf die Nahrungsbestandteile, die tatsächlich individuell nicht vertragen werden.

Grundsätzlich kann der Organismus auf jedes Nahrungsmittel allergisch reagieren. Von bestimmten Lebensmitteln ist jedoch bekannt, dass sie besonders häufig Allergien auslösen. Dazu gehören bei Kindern vor allem Kuhmilch und Eier, bei Erwachsenen oft Nüsse und Fisch. Versuchen Sie herauszufinden, worauf Sie reagieren und lassen Sie diese Lebensmittel weg.

Meist sind es nur wenige Nahrungsmittel, auf die der Körper allergisch reagiert. Wenn sehr viele Speisen nicht vertragen werden, könnte dies möglicherweise nicht am Nahrungsmittel selbst, sondern an weit verbreiteten Zusatzstoffen liegen. So zählen Farb-, Aroma- und Konservierungsstoffe zu den wichtigsten Reizstoffen.

AUSWAHL DER WICHTIGSTEN KREUZALLERGIEN

Pollenallergie	Kreuzallergie
Pollen von Frühblühern wie Hasel, Birke, Erle	Kernobst, Steinobst, Haselnüsse, Äpfel, rohe Karotten
Beifußpollen	Sellerie, Karotte, Fenchel, Anis, Dill, Petersilie, Koriander
Gras- und Getreidepollen	Getreide, Hülsenfrüchte
Hausstaubmilben	Krustentiere (Krebse, Krabben, Shrimps, Garnelen, Langusten, Hummer)
Latex	Avocado, Banane, Kiwi, Papaya

Pollen-Allergiker reagieren in vielen Fällen auch auf die jeweilige Frucht allergisch, beispielsweise auf das entsprechende Getreide. Zudem kommt es bei vielen Allergien zu Kreuzreaktionen, das heißt, es kommt zu allergischen Reaktionen auf botanisch verwandte Nahrungsmittel beziehungsweise das Allergierisiko bei diesen Nahrungsmitteln ist besonders hoch.

Die individuell verantwortlichen Inhaltsstoffe herauszufinden, ist nicht immer ganz einfach. Der beste Allergietest ist eine Suchdiät. Im Zweifelsfall sollte ein Allergieverdacht durch einen Allergologen abgeklärt werden, dem verschiedene weitere Verfahren zur Verfügung stehen (Kapitel 3). Von Methoden wie beispielsweise dem „Bioresonanztest" ist abzuraten. Dieser Test zeigt oft zahlreiche „Allergien" an, die aber fast immer ohne Bedeutung sind und zu unnötigen, kaum realisierbaren Extremdiäten führen können.

SUCHDIÄT: DEN ALLERGENEN AUF DER SPUR

Wenn Sie vermuten, dass Sie bestimmte Nahrungsmittel nicht vertragen, können Sie Ihren Verdacht am besten durch eine gezielte Suchdiät überprüfen – jedoch unbedingt unter ärztlicher Begleitung: Beginnen Sie während einer Phase, in der Ihr Hautzustand stabil ist. Lassen Sie zunächst alle verdächtigen Lebensmittel weg. Essen Sie mindestens eine Woche lang nur gut verträgliche Nahrungsmittel wie Reis, Kartoffeln, Brokkoli und Sonnenblumen- oder Distelöl, Banane oder gegarte Birne sowie eventuell Puten- oder Lammfleisch. Dann fügen Sie alle zwei Tage vorsichtig ein verdächtiges Lebensmittel hinzu und beobachten die Hautreaktion (genauer Diätplan unter: www.drbresser.de).

Führen Sie während dieser Suchdiät ein Ernährungstagebuch, in dem Sie sorgfältig alle Nahrungsmittel, Getränke und Ihren Hautzustand notieren.

Speiseplan individuell zusammenstellen

Auf der Basis der individuellen Unverträglichkeiten sollte gemeinsam mit dem Arzt ein individueller Speiseplan zusammengestellt werden. Bei Säuglingen und Kleinkindern muss eine Diät besonders sorgfältig geplant werden (Kapitel 11.2).

Unverträgliche Nahrung sollte mindestens ein Jahr lang aus der Ernährung ausgeschlossen werden, damit sich der Hautzustand stabilisieren kann. Viele Nahrungsmittelallergien haben einen vorübergehenden Charakter und können wieder vorsichtig probiert werden, wenn man eine solche Karenzzeit konsequent eingehalten hat. Leider ist dafür manchmal anderes unverträglich geworden.

Um neue Sensibilisierungen zu vermeiden, sollte auf einen abwechslungsreichen Speiseplan geachtet werden. Nahrungsmittel, die lebensbedrohliche Reaktionen hervorrufen, müssen selbstverständlich lebenslang gemieden werden.

Damit eine Mangelernährung verhindert wird, müssen im Rahmen einer solchen Eliminationsdiät die wichtigsten Nährstoffe der weggelassenen Lebensmittel durch verträgliche Alternativen ersetzt werden. Dies ist besonders wichtig bei Säuglingen und Kleinkindern mit einer Kuhmilch-Allergie, um Entwicklungsstörungen vorzubeugen.

Verträgliche Alternativen wählen

Neurodermitiker, vor allem Kinder, tolerieren häufig keine Kuhmilch. Eine strenge kuhmilchfreie Ernährung ist jedoch nicht bei jedem neurodermitiskranken Kind notwendig. Vor allem Milchprodukte wie Joghurt oder Quark werden oft vertragen. Bei nachweislicher Allergie müssen außer Trinkmilch aber oft auch Milchprodukte gemieden werden. Ob und welche

Unverträgliche Nahrungsmittel durch Alternativen mit gleichwertigen Nährstoffen ersetzen

UNVERTRÄGLICHKEIT VON MILCHBESTANDTEILEN

Bestandteil	Unverträgliche Lebensmittel	Verträgliche Lebensmittel
ß-Lakto-Globulin	pasteurisierte Milch, Rohmilch	H-Milch, Hartkäse, Schaf-, Ziegenkäse
Kasein	Milchprodukte	Butter, Sahne
Laktose	Milch, Sahne, Milcheis	Käse, Joghurt, Quark
Histamin	Bergkäse, Emmentaler, würziger Hartkäse	Trinkmilch, Joghurt, Quark, Frischkäse, junger Käse, Butter-, Sauermilch

Neurodermitiskranke Kinder vertragen oft keine Kuhmilch

Milchprodukte vertragen werden, hängt davon ab, welche Bestandteile der Milch die Allergie auslösen (siehe Kasten).

Milchbestandteile sind in sehr vielen Lebensmitteln enthalten: In Gebäck und Brot, Suppen und Soßen, Kartoffelpüree, Wurstwaren, Eis, Pudding, Schokolade und vielem mehr. In Fertigprodukten – auch Gläschen mit Babykost – verbergen sich Milchbestandteile hinter Deklarationen wie „Molkeneiweiß, Protein, Milcheiweiß, Milchpulver, Kasein, Lakto…". Im Reformhaus und Naturkostfachgeschäft sind milchfreie Alternativen erhältlich.

Um einer Mangelernährung und Entwicklungsstörungen vorzubeugen, muss bei einer kuhmilchfreien Ernährung sorgfältig auf Ausgleichsmöglichkeiten geachtet werden. Als Ersatz für Kuhmilch eignen sich Ziegen-, Schafs- oder Stutenmilch und Sojatrunk. Zu beachten ist jedoch, dass sich vor allem gegen Soja ebenfalls Allergien entwickeln können.

Bei einer milchfreien Ernährung besteht die Gefahr einer Kalzium-Unterversorgung mit schwerwiegenden Folgen für den kindlichen Knochenbau. Eine ausreichende Kalzium-Versorgung kann je nach Alter des Kindes und weiteren Allergien durch Mandel- und Sesammus, Grünkohl, Spinat, Mangold, Brokkoli, Fenchel, Hülsenfrüchte und Vollkornprodukte gewährleistet werden. Ungeschwefelte, getrocknete Feigen sind eine gute Kalzium-Quelle und können auch als Süßungsmittel verwendet werden. Aus Mineralwasser wird Kalzium (auf Gehalt über 150 mg/l achten!) fast so gut aufgenommen wie aus Kuhmilch. Gegebenenfalls können Kalzium-Präparate gegeben werden.

Hühnereiweiß kann in der Küche relativ einfach ersetzt werden. Vorsicht ist jedoch geboten, da Eier außer in gekauftem Gebäck oder Nudeln auch in Mayonnaise, Margarine, Wurst und vielen Fertiggerichten versteckt sein können.

Während Hasel-, Wal-, Para- und Erdnüsse starke Allergene sind, werden Mandeln und Kokosnuss meist besser vertragen.

Bei einer Weizen-Allergie kann oft auf Backwaren aus Roggen, Gerste, Dinkel, Hafer, Amaranth, oder Quinoa ausgewichen werden. Aber achten Sie auf versteckte Weizenbeimengungen! Spezialbrote bieten Naturkostläden oder Reformhäuser an. Für Gluten-Unverträglichkeiten gibt es glutenfreie Produkte aus Mais, Reis, Hirse oder Buchweizen im Handel.

Allergien auf Fleisch sind sehr selten. Bei ihrem ohnehin eingeschränkten Speisezettel brauchen Allergiker daher meist nicht auf Fleisch zu verzichten, sollten jedoch auf ökologische Tierhaltung achten. Besonders das Fleisch von Lamm, Wild, Geflügel und Rind ist meist gut verträglich.

Allergenes Obst und Gemüse kann relativ problemlos durch verträgliche Sorten ersetzt werden.

Oft werden unverträgliche Nahrungsmittel gegart besser toleriert. Hitze zerstört die Eiweißketten, die für die allergische Reaktion entscheidend sind. Gut verträgliches Obst und Gemüse sollte jedoch auch roh verzehrt werden, um möglichst viele Vitalstoffe aufzunehmen.

Erhitzte Nahrung wird oft besser vertragen

Manchmal hilft es auch, Obst und Gemüse zu schälen. Die meisten Allergene sitzen unter der Schale – wie leider auch die meisten Vitalstoffe. Das gilt auch für Getreide. Daher kann es sinnvoll sein, vorübergehend auf Backwaren aus Auszugsmehl zurückzugreifen, die allerdings ernährungsphysiologisch weniger wertvoll sind.

Fertiggerichte sollten generell gemieden werden, da ihre Zusammensetzung nicht immer transparent ist. So müssen Inhaltsstoffe und die oft unüberschaubare Zahl der Zusatzstoffe unter einer Mindestmenge nicht deklariert werden. Frisch zubereitete Speisen können nicht nur auf solche Bestandteile verzichten, sondern enthalten zudem mehr Nähr- und Vitalstoffe. Weitere Tipps finden Sie in speziellen Kochbüchern für Neurodermitiker (siehe Service).

Unverträgliche Nahrungsmittel meiden

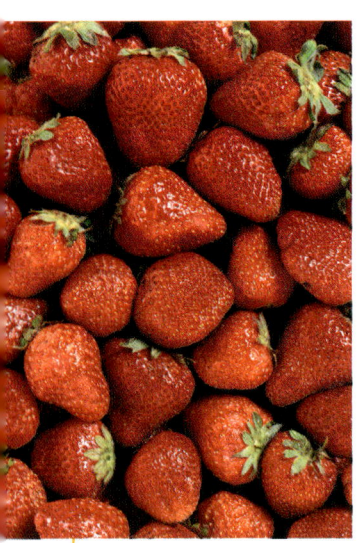

Ausgerechnet Erdbeeren: Für viele schlecht verträglich.

Häufiger noch als echte Nahrungsmittelallergien sind „Pseudo-Allergien". Bestimmte Speisen lösen Reaktionen aus, die einer Allergie ähneln, ohne dass das Immunsystem beteiligt ist. Diese Pseudo-Allergien lassen sich daher auch nicht im Blut oder im Hauttest nachweisen. Ursache der Reaktionen sind Stoffe in der Nahrung wie Histamin oder biogene Amine. Beides sind Stoffe, die vom Körper selbst gebildet werden und Juckreiz und Hautrötungen auslösen. Bei empfindlichen Menschen können sie, wenn sie mit der Nahrung aufgenommen werden, auf chemischem Wege die gleiche Reaktion hervorrufen.

Typische Auslöser von Pseudo-Allergien sind: stark gereifter Käse, Wurst, Sauerkraut, Schweinefleisch, Fisch, Schalentiere, Tomaten, Hülsenfrüchte, Erdbeeren, Ananas, Bananen, Schokolade, Pilze, Rotwein oder Fischkonserven.

Schlecht vertragen werden oft auch saure Zitrusfrüchte (Zitronen, Mandarinen, Orangen, Grapefruit u.a.) oder scharfe Gewürze.

Gegen Zucker ist zwar keine Allergie bekannt. Doch dieses ernährungsphysiologisch minderwertige Produkt wirkt sich nicht nur verheerend auf die Zähne aus. Bei der Verdauung süßer Speisen entstehen Säuren, die das Darmmilieu beeinträchtigen. Dies wirkt sich beim Neurodermitiker auch ungünstig auf die Haut aus (Kapitel 9.1). Obstdicksäfte als Süßungsmittel sind besser verträglich. Süßigkeiten enthalten zudem versteckt allergene Bestandteile wie Farb- und Aromastoffe.

Genießen Sie Süßigkeiten nur in Maßen!

Eine „Schokoladenallergie" ist übrigens fast immer eine Nussallergie.

Ausreichend trinken

Trinken Sie viel und zwar täglich mindestens zwei Liter. So kann der Organismus Stoffwechselprodukte besser ausscheiden. Gut geeignet sind kohlensäurearmes Mineralwasser und Tee. Bei der Teezubereitung sollte man sich auf einen Inhaltsstoff beschränken, beispielsweise Rooibos, Apfelschale, Brennnessel, Brombeer- oder Himbeerblätter, Fenchel oder Zitronenmelisse. Alkohol, Kaffee und heißer schwarzer Tee fördern die Hautdurchblutung und können daher Juckreiz verstärken.

PRAKTISCHE TIPPS: GUT ESSEN UND TRINKEN

▶ Ernähren Sie sich ausgewogen. Essen Sie Vollwertkost, möglichst schadstoffarm aus kontrolliert biologischem Anbau.
▶ Beobachten Sie genau, welche Nahrungsmittel Sie nicht vertragen und lassen Sie diese weg. Achten Sie auf ver-

steckte Bestandteile in Fertiggerichten, Getränken oder Süßigkeiten.

▶ Stimmen Sie Ihre Ernährung mit Ihrem Arzt ab und suchen Sie nach Alternativen, um die Nährstoffe der weggelassenen Speisen zu ersetzen.

▶ Meiden Sie Nahrungsmittel, die Histamin enthalten oder dessen Freisetzung fördern, beispielsweise stark gereifter Käse, Wurst, Sauerkraut, Schweinefleisch, Schalentiere, Fisch, Tomaten, Hülsenfrüchte, Erdbeeren, Ananas, Schokolade, Pilze, Rotwein, Fischkonserven.

▶ Reduzieren Sie den Genuss von scharfen Gewürzen, Alkohol, Kaffee und heißem schwarzen Tee.

▶ Verzichten Sie auf Zitrusfrüchte wie Zitronen, Mandarinen, Orangen und Grapefruit.

▶ Verringern Sie Ihren Verzehr an Süßigkeiten, Zucker und Honig.

▶ Streichen Sie „Industrienahrung" weitgehend von Ihrem Speiseplan.

6 | Psychische Faktoren: „Das juckt mich nicht?"

Stress ist ein häufiger Auslöser

Der Wortbestandteil „Neuro" deutet es an: Bei kaum einer anderen Hauterkrankung ist die untrennbare Beziehung von Psyche und Körper so unmittelbar fühlbar wie bei der Neurodermitis. Neurodermitiker beobachten immer wieder, dass ihnen Konflikte in der Familie, schulische oder berufliche Probleme „unter die Haut gehen". Heftige Emotionen können den Hautzustand sichtbar verschlechtern und einen Ekzemschub auslösen. Leider kann auch Freude „Stress" für den Körper bedeutet.

5.1 | Psyche und Juckreiz

Auf emotionale Veränderungen reagiert das Immunsystem sehr empfindlich. Bestimmte Botenstoffe (Neuropeptide) sind dabei das Bindeglied zwischen dem Nervensystem und dem Immunsystem. Im Stresszustand werden verstärkt Hormone wie Adrenalin ausgeschüttet, die sich ungünstig auf das Entzündungsgeschehen in der Haut auswirken. Sie regen bestimmte Immunzellen, die Mastzellen, an, vermehrt Histamin freizusetzen. Gleichzeitig wird mehr Schweiß gebildet. Diese Faktoren verstärken den Juckreiz, Kratz-Attacken können die Folge sein.

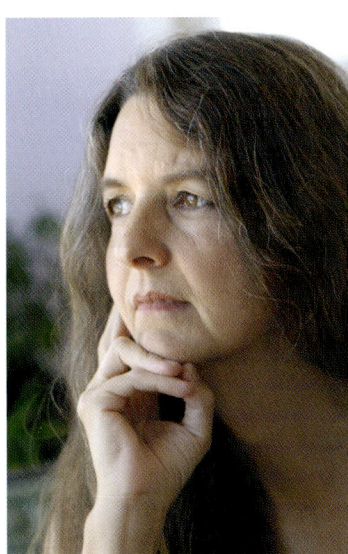

Schlechte Stimmung kann sich im Hautbild ausdrücken.

Auf Juckreiz reagieren wir normalerweise reflexartig mit Kratzen. Schmerz- und Juckempfinden werden durch dieselben Nervenbahnen zum Gehirn übertragen. Der beim Kratzen zugefügte Schmerz blockiert die Nervenbahnen einen Moment lang für das Juckempfinden.

Kratzen wird als befreiend erlebt, angestaute Erregung kann sich abreagieren, die innere Anspannung sinkt. Die Erleichterung ist jedoch nur kurzfristig: Denn gleichzeitig wird die Haut geschädigt, vermehrter Juckreiz und erneutes Kratzen sind die Folge.

Der verschlimmerte Hautzustand belastet den Neurodermitiker – und seine Familie – zusätzlich: Die Betroffenen leiden unter dem Rückschlag, fühlen sich der Krankheit hilflos ausgeliefert. Sie sind von nächtlichen Kratz-Attacken erschöpft und unkonzentriert, Leistungen in Beruf oder Schule lassen nach. Die vielen Einschränkungen im täglichen Leben frustrieren. Manchmal kommen Schuldgefühle hinzu, weil vielleicht die eine oder andere Vorsichtsmaßnahme außer Acht gelassen wurde. Manche Neurodermitiker fühlen sich entstellt und mei-

Rückfälle können psychisch stark belasten

den soziale Kontakte. Können Gefühle wie Ärger oder Wut schlecht ausgedrückt werden, wird die Anspannung möglicherweise wiederum über das Kratzen abreagiert.

In einem Teufelskreis gefangen

Durchbrechen Sie den Juckreiz-Kratz-Zirkel

Ein Teufelskreis aus Anspannung, Juckreiz, Kratzen, größerer Anspannung, verstärktem Juckreiz und noch heftigerem Kratzen entsteht. Der Teufelskreis kann an verschiedenen Stellen gestoppt werden: Eine gezielte Hautpflege und Behandlung lindert den Juckreiz (Kapitel 4, 8), das Meiden unterschiedlicher Auslöser (Kapitel 5) verhindert allergiebedingten Juckreiz. Alternativ zum Kratzen können „hautschonende" Verhaltensweisen eingeübt werden (Kapitel 6.2). Anspannungen können durch einen konstruktiven Umgang mit Stress und bestimmte Entspannungsverfahren reduziert werden (Kapitel 6.3).

PRAKTISCHE TIPPS: DER PSYCHE BEACHTUNG SCHENKEN

▶ Nehmen Sie Ihre psychische Befindlichkeit ernst!
▶ Nutzen Sie Trainingsprogramme bei Volkshochschulen, Krankenkassen oder einer Hautklinik in Ihrer Nähe.
▶ Scheuen Sie sich nicht, bei gravierenden seelischen Konflikten die Hilfe eines Psychologen oder Psychotherapeuten zu suchen.

6.2 | Alternativen zur Juckreizlinderung

Kratzen ist die naheliegende Reaktion, die bei heftigem Juckreiz Erleichterung verspricht. Doch es lohnt sich, einmal

„hautschonendere" Verhaltensweisen
auszuprobieren.

Den Juckreiz durch Kühlen lindern

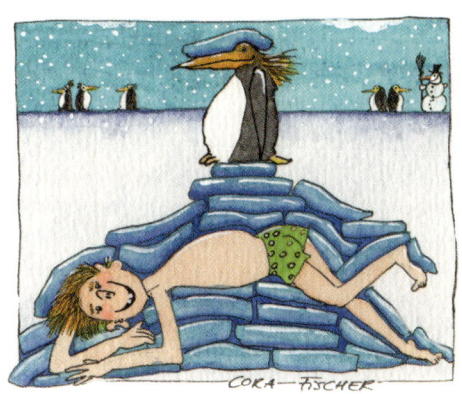

Beruhigend wirken kühlende Haut-
pflegepräparate. Auch kühles Wasser
oder ein feuchter Waschlappen aus
dem Kühlschrank lindern den Juckreiz.
Trockene Kühlung durch Pusten, kühl
Föhnen oder in Gefrierbeutel verpackte
Eiswürfel helfen ebenfalls oft gut.

Sanfte Kratzmethoden einüben

Sanfte Kratzmethoden mit den Knöcheln oder der flachen
Hand lindern den Juckreiz, ohne die Haut durch die Fingernägel
zu schädigen. Wohltuend kann es auch sein, die juckende Stelle
zu kneten, kneifen, klopfen, massieren, drücken oder streicheln.

Um Spannungen abzubauen, kann es helfen, an anderen
als den betroffenen Stellen zu kratzen: beispielsweise in der
Luft über der juckenden Haut, an gesunden Körperstellen oder
an stabilen Materialien wie Jeans und Teppichboden. Gute
Erfahrungen machen Kinder mit einem Kratzklötzchen: einem
mit Waschleder bezogenen Holzklötzchen, das sich einfach
selbst herstellen lässt. Bei Juckreiz kratzen die Kinder das
Lederklötzchen statt die Haut.

Die Aufmerksamkeit ablenken

Ist der Juckreiz nicht allzu intensiv, genügt es oft schon, die
Aufmerksamkeit auf andere Dinge zu lenken. Dazu bieten sich

besonders Tätigkeiten an, die die Hände beschäftigen, wie malen, basteln, musizieren. Auch lesen oder spazieren gehen lenken wirksam ab.

Vor allem bei Kindern sollte dem Kratzen nicht allzu viel Beachtung geschenkt werden, um das Verhalten nicht zu verstärken (Kapitel 11).

PRAKTISCHE TIPPS: DEN JUCKREIZ SANFT LINDERN

▶ Schneiden Sie die Fingernägel kurz oder ziehen Sie Ihrem Kind Baumwollhandschuhe an, um Hautschädigungen bei nächtlichen Kratz-Attacken zu reduzieren. Bei Babys können Neurodermitiker-Schlafanzüge mit Fäustlingen helfen.

▶ Kneten oder massieren Sie die Haut statt zu kratzen.

▶ Kratzen Sie einen unempfindlichen Gegenstand statt Ihre kranke Haut!

▶ Beschäftigen Sie Ihre Hände kreativ statt mit Kratzen!

6.3 | Konstruktiver Umgang mit Stress

Wenn Stress immer wieder den Hautzustand verschlimmert, sollte man sich zunächst fragen, ob sich die problematischen Situationen verändern lassen: Ist der berufliche Leistungsdruck zu hoch? Ist die nächste Karrierestufe wirklich erstrebenswert? Können die Hausarbeiten auf die Familienmitglieder verteilt werden? Muss der „Freizeitstress" sein? Wie können Konflikte in der Familie besser als durch ständige Streitereien bewältigt werden?

Doch nicht immer können die Ursachen der Anspannung aus dem Weg geräumt werden. Als Neurodermitiker müssen

Sie daher lernen, mit psychischen Belastungen und starken Gefühlen umzugehen – Sie müssen lernen, mit Ihrer Anfälligkeit zu leben.

Ein erster Schritt kann es sein, Gefühle angemessen äußern zu lernen. Empfindungen dürfen und sollen ausgedrückt werden. Auch Wut und Ärger sind erlaubt! Vom Herunterschlucken verschwinden sie nicht, im Gegenteil.

Entspannungstechniken einüben

Hilfreich kann das Erlernen von Entspannungstechniken sein. Vor allem Autogenes Training, Progressive Muskelentspannung nach Jacobson und Yoga haben sich bewährt. Das Entspannungstraining wirkt sich positiv auf die Haut aus, weil das Nervensystem beruhigt wird. Dadurch reagiert die Haut nicht mehr so schnell auf Juckreiz auslösende Substanzen.

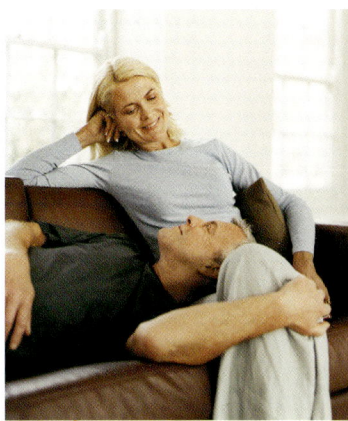

Nehmen Sie sich regelmäßige Auszeiten.

Bei kleineren Kindern können entspannende Geschichten, in die vielleicht auch Elemente des Autogenen Trainings eingebaut sind, beruhigend wirken. Zudem profitieren die Kinder davon, wenn die Eltern Entspannungsübungen durchführen, da sich die Ruhe der Eltern auf die Kinder überträgt.

Beim Autogenen Training entspannt sich der Übende durch gedankliche Selbstbeeinflussung (Autosuggestion). Während den Übungen wird das körperliche und geistige Befinden intensiv wahrgenommen und durch selbstsuggestive Formeln wie „Ich bin ganz ruhig, meine Arme und Beine werden schwer" beeinflusst. Mit Hilfe der Vorstellungskraft werden körperliche Vorgänge, die unter Stress aus der Balance geraten sind, wieder in ein harmonisches Gleichgewicht gebracht.

Testen Sie, ob Ihnen Autogenes Traing gut tut

Bei der Progressiven Muskelentspannung nach Jacobson werden durch systematisches Anspannen und Entspannen Muskelverspannungen gelockert.

Auch sportliche Betätigung oder Spazierengehen ebenso wie Tanzen oder Ausschütteln reduzieren Spannungen. Denn genau darauf wird der Körper eigentlich bei einer Stressreaktion vorbereitet: auf körperliche Bewegung, ursprünglich auf die Flucht oder die Abwehr von Gefahren.

PRAKTISCHE TIPPS: ENTSPANNEN LERNEN

▶ Sport, Tanzen und Bewegung an der frischen Luft machen Spaß und helfen, Stress abzubauen.

▶ Sorgen Sie für einen geregelten Tagesablauf und ausreichend Schlaf.

▶ Versuchen Sie, übermäßig hohe Anforderungen an sich selbst zu reduzieren. Lassen Sie auch einmal die Seele baumeln!

▶ Erlernen Sie eine Entspannungstechnik und reservieren Sie ihr feste Zeiten in Ihrem Alltag. Krankenkassen, die Volkshochschule oder Selbsthilfegruppen bieten Kurse an. Die Kosten werden teilweise von den Krankenkassen übernommen.

EXKURS: EXPERTE DER EIGENEN ERKRANKUNG WERDEN

Sie möchten das komplizierte Krankheitsgeschehen der Neurodermitis besser verstehen? Selbst erkennen, was Ihrer Haut gut tut und was Sie meiden müssen? Kompetent mitentscheiden, welche Behandlung für Sie die beste ist? Sich besser im Dschungel der guten Ratschläge zurechtfinden? Dann kann eine Neurodermitis-Schulung eine wertvolle Unterstüzung sein. In fundierten Schulungsprogrammen können Erwachsene und ältere Kinder beziehungsweise Eltern lernen, eigenverantwortlich mit der Erkrankung zu leben. Hier werden grundlegende Kenntnisse und praktische Fähigkeiten vermittelt, wie Sie den Alltag mit der Neurodermitis besser bewältigen, Ihre Beschwerden lindern und Ihre Lebensqualität verbessern können.

Doch achten Sie dabei auf eine anerkannte Schulungseinrichtung und zertifizierte Neurodermitis-Trainer! Das Schulungsprogramm und die Qualifikation der Kursleiter sollte sich an den Standards orientieren, die die Arbeitsgemeinschaft Dermatologische Prävention (ADP) für die Schulung Erwachsener beziehungsweise die Arbeitsgemeinschaft Neurodermitis-Schulung (AGNES) für Eltern und ältere Kinder erarbeitet haben.

Demnach wird die Schulung von einem Dermatologen oder Kinderarzt gemeinsam mit einem erfahrenen Team durchgeführt, das aus Psychologen, Ernährungsexperten, Pädagogen und Pflegepersonal besteht.

Das Schulungsprogramm erstreckt sich über sechsmal zwei Stunden. Unterrichtet wird einmal wöchentlich in kleinen Gruppen. Der „Stundenplan" umfasst allgemeinverständliches Grundwissen über die Erkrankung (Ursachen, Auslöser, Krankheitsverlauf, Komplikationen) sowie die wichtigsten sta-

UNTERSTÜTZUNG IN SELBST-HILFEGRUPPEN FINDEN

Wertvolle Unterstützung bieten Selbsthilfeorganisationen und Patientenverbände (Adressen siehe Service). Dort erhalten Sie umfangreiche, fundierte Informationen und individuelle, kompetente Beratung zu medizinischen bis hin zu juristischen Fragen. Nicht zuletzt verstehen sich die Organisationen auch als Lobby und treten gegenüber unterschiedlichen Vertretern im Gesundheitswesen für die Belange der Hautkranken ein.

Sehr lohnend ist auch der Kontakt mit einer örtlichen Selbsthilfegruppe. Dort können Sie sich unter Betroffenen mit ähnlichen Problemen austauschen – eine große Bereicherung und Entlastung für Ihren Alltag.

diengerechten Therapiestrategien (äußere Behandlung, Medikamente, Rehabilitation, alternative Verfahren). Auch psychosoziale Aspekte und deren Bewältigung sind ein Schwerpunkt.

Die richtige Basispflege, Ernährungsempfehlungen und Entspannungstechniken sind weitere Unterrichtseinheiten. Die Teilnehmer bekommen viele Tipps zum täglichen Umgang mit der Erkrankung – von hautschonendem Kratzverhalten über Bekleidung bis hin zur Wohnraumgestaltung. Dabei wird viel Wert darauf gelegt, dass die Kenntnisse auch praktisch eingeübt werden.

Die Kosten für solche Neurodermitis-Schulungen können auf Antrag von den Kassen übernommen werden. Sprechen Sie Ihren Arzt darauf an!

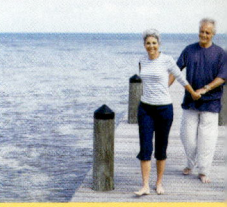

Die Therapie

„Heilbar" ist Ihre Neurodermitis leider nicht. Ihre
Haut ist empfindlich veranlagt und neigt zu Ekzemen – das lässt sich nicht ändern. Aber mit der
richtigen Therapie ist es durchaus möglich, die
Neurodermitis in den Griff zu bekommen.
Die Frage ist nur: Welche Behandlungsmaßnahmen sind geeignet? Ist Kortison unbedingt erforderlich? Gibt es sanftere Alternativen? Wann Sie
mit welcher Therapie erfolgreich sind: Lesen Sie
selbst ...

7 | Behandlungsstrategien: Schulmedizin oder Naturheilkunde?

Eine chronische Erkrankung wie die Neurodermitis muss oft jahre- oder gar jahrzehntelang behandelt werden. Viele Betroffene müssen leidvoll erfahren: Die übliche schulmedizinische Behandlung, die sich allein an der erkrankten Haut orientiert, lindert die Beschwerden oft nur für kurze Zeit. Immer wieder kommt es zu Rückfällen, die den Patienten – und auch den Arzt – frustrieren und entmutigen. Zudem wirken Standard-Medikamente wie Kortison zwar im akuten Schub sehr gut, langfristig jedoch belasten sie den Körper.

Gerade für chronisch Kranke ist es sinnvoll, nach ganzheitlichen Alternativen zu suchen. Es gibt naturheilkundliche Behandlungsansätze, die nachhaltig wirksam sind, ohne den Organismus zusätzlich zu schädigen.

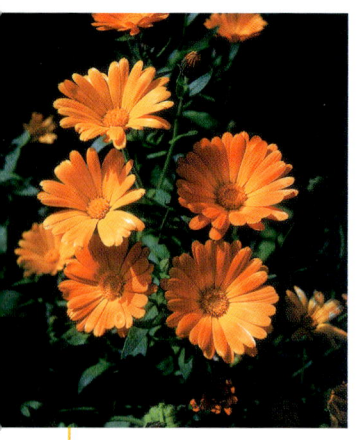

Calendula officinale, Ringelblume

Naturheilverfahren – die schonende Alternative

Die Naturheilkunde bietet eine Reihe von Wirkstoffen und Verfahren, die akute Beschwerden sanft und effektiv lindern. Biologische Heilverfahren unterdrücken nicht die Symptome, sondern regen die Selbstheilungskräfte des Organismus an und gleichen gestörte Regulationssysteme aus, die den Hauterscheinungen zugrunde liegen.

Biologische Methoden nutzen Wirkstoffe pflanzlicher, tierischer oder mineralischer Herkunft und natürliche Faktoren wie Licht, Luft und Wasser. Auch die Schulmedizin arbeitet mit der Natur. So gilt beispielsweise die Klimatherapie als anerkanntes Heilverfahren bei der Neurodermitis.

Von der wissenschaftlichen Medizin anerkannt werden jedoch nur Methoden und Wirkstoffe, deren Wirksamkeit in aufwändigen, systematischen Studien nach naturwissenschaftlichen Kriterien objektiv belegt werden konnte.

Die Erfahrungsheilkunde geht einen anderen Weg: Sie nutzt Therapiemöglichkeiten – wie beispielsweise die Homöopathie oder die Akupunktur –, die sich in einer Jahrhunderte langen Tradition bewährt haben. Wissenschaftlich überprüft sind ihre Erfolge meist nicht, aber der Erfahrung vieler Ärzte und Therapeuten nach sind sie dennoch wirksam.

Weder durch schulmedizinische noch durch naturheilkundliche Methoden kann die anlagebedingte Neurodermitis „geheilt" werden. Ziel einer Neurodermitis-Therapie ist es jedoch, dem Betroffenen ein weitgehend erscheinungsfreies Leben zu ermöglichen. Langfristig wird dies nur mit einem ganzheitlichen Ansatz möglich sein, der mehrere Strategien umfasst: durch eine gesundheitsbewusste Lebensführung vorbeugen, die akuten Beschwerden lindern und die Lebensqualität nachhaltig verbessern.

Nur eine ganzheitliche Strategie hilft Ihnen langfristig

Erfahrung und Wissenschaft integrieren

Eine so komplexe und auch individuelle Erkrankung wie die Neurodermitis erfordert die Kombination vielfältiger Therapiekonzepte, die im Idealfall ein gut informierter und motivierter Patient gemeinsam mit einem fachkundigen Arzt seines Vertrauens entwickelt. Bewährte naturheilkundliche Verfahren haben dabei ebenso ihren Platz wie die moderne Schulmedizin.

In den Phasen, in denen der Hautzustand relativ stabil ist und die Beschwerden nur geringfügig sind, genügt in der Regel eine an den empfindlichen, trockenen Hauttyp angepasste Basispflege. Gleichzeitig sollte die Haut möglichst wenig

Eine sinnvolle Behandlung erfordert Ihre aktive Mitarbeit

gereizt und strapaziert werden (Kapitel 4 bis 6). Hier ist der Patient als „Experte" seiner Erkrankung gefragt, denn durch eine eigenverantwortliche Lebensführung können die Beschwerden reduziert und weiteren Rückfällen vorgebeugt werden. Wenn der Neurodermitiker sich sinnvoll ernährt, das Umfeld möglichst schadstoff- und allergenarm gestaltet, lernt, mit psychischen Belastungen konstruktiv umzugehen – dann behandelt er selbst die Erkrankung auf die beste und natürlichste Weise.

Doch sollte der Betroffene auch erkennen, wann ärztliche Hilfe angezeigt ist. Während eines akuten Schubes wird eine weitergehende Behandlung der Hauterscheinungen und vor allem des Juckreizes erforderlich (Kapitel 8). Die Natur stellt hier eine Reihe sanfter und wirksamer Mittel zur Verfügung (Kapitel 8.1). Reichen diese nicht aus, um die Beschwerden zu lindern und Komplikationen zu verhüten, sollten gemeinsam mit dem Arzt weitere Verfahren und Wirkstoffe dem aktuellen Hautzustand angepasst werden (Kapitel 8.2 und 8.3).

Eine tief greifende und nachhaltige Besserung wird man oft nur mit biologischen Behandlungsverfahren erreichen können, die darüber hinaus eine tief greifende Umstimmung des gesamten Organismus anstreben (Kapitel 9).

8 | Was tun im akuten Stadium?

Wenn die Haut spannt, der Ausschlag brennt und juckt, dass man „aus der Haut fahren möchte", ist schnelle Hilfe gefragt. Doch wahllos irgendeine „Neurodermitis-Salbe" aufzutragen, bringt wenig und kann mehr schaden als nützen.

Je nach Hautzustand sollte vielmehr gezielt behandelt werden, und zwar am sinnvollsten nach einem „Stufen-Plan": Bei geringfügigen Beschwerden empfehlen sich Pflegeprodukte mit entzündungshemmenden und feuchtigkeitsspendenden Wirkstoffen, die insbesondere den Juckreiz lindern. Auch pflanzliche Ekzemsalben sind empfehlenswert. Akute Ekzemschübe sollten rasch und gezielt medizinisch behandelt werden, um den Entzündungsprozess frühzeitig zu stoppen, den Juckreiz zu stillen und Hautinfektionen vorzubeugen.

Im akuten Schub Symptome „nach Plan" behandeln

3.1 | Heilkräfte aus der Natur

Die Natur stellt eine Reihe Substanzen zur Verfügung, die den Heilungsprozess der Haut sanft unterstützen und sich bei akuten Hauterscheinungen hervorragend bewährt haben.

„Feucht auf feucht" bei nässenden Ekzemen

Bei der Behandlung nässender akuter Ekzeme gilt die Regel „feucht auf feucht": Kühlend wirken feuchte Umschläge, die mit kaltem Kräutersud getränkt werden. Bewährt haben sich vor allem kalter schwarzer Tee oder ein Sud aus Eichen- oder Buchenrinde, die Gerbstoffe enthalten. Gerbstoffe (synthetisch auch in Tannosynt, Tannolact) wirken adstringierend, mildern den Juckreiz, beugen Hautinfektionen vor und fördern die Abheilung.

WET WRAP: LINDERUNG IM AKUTEN SCHUB

Schneiden Sie Schlauchverbände zurecht oder legen Sie einen Neurodermitis-Anzug bereit (erhältlich im Fachhandel). Alternativ können Sie auch einen weichen Baumwoll-Schlafanzug verwenden.

Baden Sie beziehungsweise Ihr Kind und tupfen Sie die Haut nur vorsichtig ab. Tragen Sie auf die noch feuchte Haut je nach Stadium des Ekzems eine geeignete Creme oder Salbe auf.

Befeuchten Sie die Verbände und der Anzug oder den Anzug mit lauwarmem Wasser und legen Sie sie an. Die Verbände können über Nacht anbehalten werden. Rückfetten nicht vergessen! Wiederholen Sie die Behandlung noch zwei- bis dreimal.

Für einen Umschlag werden Baumwolltücher, Mullkompressen oder Waschlappen in gekühltem Kräutersud getränkt, beispielsweise aus unparfümiertem **SCHWARZTEE** oder **GRÜNTEE** (fünf Esslöffel Tee pro Liter Wasser, mindestens zehn Minuten ziehen lassen). Auch **EICHENRINDE** eignet sich (vier Esslöffel Rinde 15 Minuten in einem Liter Wasser kochen lassen, durch ein Sieb abgießen) oder **STIEFMÜTTERCHEN** (zwei Teelöffel getrocknete Blüten pro Tasse). Den Umschlag locker auflegen und abnehmen, wenn er zu trocknen und warm zu werden beginnt (dreimal täglich für höchstens drei bis vier Tage anwenden). Danach eincremen, damit die Haut nicht austrocknet.

Rückfetten nicht vergessen!

Wohltuend kann es auch sein, feuchte Kleidung wie beispielsweise einen Schlafanzug anzuziehen. Dieses „wet wrap" hat sich vor allem bei Kindern bewährt hat.

Entzündungshemmend und heilend wirken Extrakte aus Kamillenblüten, Hamamelis, Arnika oder Ringelblume (Calendula), die außer für Umschläge auch in Hautpflegeprodukten verwendet werden (z.B. Hametum-Creme, Ekzevowen-Salbe).

Für trockene Ekzeme: Salben und Cremes

Für die Behandlung eher trockener Ekzeme können Salben und Cremes mit verschiedenen Heilpflanzen eingesetzt werden. Eine Reihe dieser pflanzlichen Wirkstoffe haben sich auch in der vorbeugenden Basispflege während erscheinungsfreier Phasen bewährt (Kapitel 4.2). Im akuten Schub können sie die Beschwerden wirkungsvoll lindern und die Barrierefunktion der Haut kräftigen. Sie sind in vielen Fällen eine gute Alternative zu anderen äußerlichen Arzneimitteln und können helfen, Kortison einzusparen.

Besonders bewährt hat sich die Heilpflanze Cardiospermum halicacabum. Der Wirkstoff wird aus der Ballonrebe gewonnen, einer Schlingpflanze, die in Indien, Afrika und Südamerika weit verbreitet ist. Die Substanz unterstützt die Selbstheilungsbestrebungen des Organismus, ohne die Symptome zu unterdrücken. Salben und Cremes mit diesem Wirkstoff (FideSan, Halicar) wirken hervorragend entzündungshemmend und lindern den Juckreiz. Die Präparate haben – abgesehen von seltenen allergischen Reaktionen auf die Salbengrundlage – keine Nebenwirkungen. Hautärzte verschreiben Cardiospermum halicacabum auch als Alternative zu Kortison oder für die Intervalltherapie, bei der zwischen Kortison-haltigen und Kortison-freien Präparaten abgewechselt wird (Kapitel 8.2).

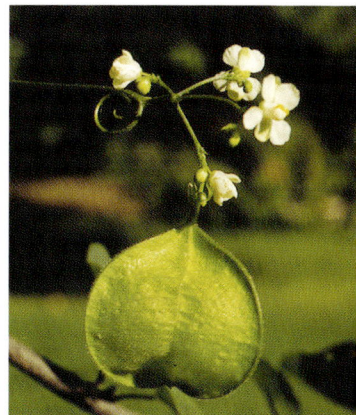

Cardiospermum halicacabum, Ballonrebe

Sehr gut antientzündlich wirksam sind auch Präparate mit Extrakten aus Stängeln des Nachtschattengewächses Bittersüß. Salben mit diesem Wirkstoff können ebenfalls als Alternative zu Kortison ausprobiert werden (z.B. Cefabene, Dolexaderm). Der Wirkstoff ist außerdem in Form von Tropfen und Tabletten erhältlich. Da die Extrakte jedoch auch giftige Pflanzenstoffe enthalten können, sollten die Produkte nur in Maßen angewendet werden.

Kamille (z.B. Robugen), Arnika (Arnika-Salbe-Heel) und Ringelblume (Calendula-Salbe-Heel, in homöopathischer Aufbreitung in Traumeel enthalten), wirken entzündungshemmend, juckreizstillend und fördern den Heilungsprozess. Dabei sind jedoch mögliche allergische Reaktionen zu beachten. Bewährt haben sich auch Salben und Cremes mit Hamamelis (z.B. Hamamelis-Salbe Heel, Hametum).

Die ätherischen Öle des Teebaums fördern ebenfalls sehr gut die Abheilung und beugen Keimbesiedelungen vor. Doch Achtung: Wenn Teebaumöl längere Zeit gelagert wird, kann

Testen Sie vorsichtig, welche Produkte Ihre Haut verträgt

das enthaltene Cineol zu allergischen Reaktionen führen. Wird Teebaumöl verschluckt, können sogar Vergiftungserscheinungen auftreten.

Nachtkerzen- und Borretschsamenöl sollen den Mangel an Gamma-Linolensäure in der neurodermitiskranken Haut ausgleichen (z.B. Epogam-Kapseln). Neben ihren pflegenden Eigenschaften (Kapitel 4.2) beeinflussen diese Wirkstoffe auch positiv den Heilungsprozess und lindern Juckreiz.

URIN - IN DER VOLKSHEIL-KUNDE LANGE BEWÄHRT

Urin, der natürlichen Harnstoff enthält, ist ein uraltes Volksheilmittel. Wird die Haut damit eingerieben, lindert dies den Juckreiz und macht die trockenen Hautschichten weich und geschmeidig. Getrunken soll Eigenurin die Abwehrkräfte stärken.

Um die Haut einzureiben, wird der Mittelstrahlurin der ersten morgendlichen Blasenentleerung verwendet. Mittelstrahl bedeutet, man lässt ein wenig Urin ab, fängt dann etwas in einem Gefäß auf und entleert schließlich die Blase ganz normal. Frischer Urin ist normalerweise steril. Bei einer Blasenentzündung könnte er jedoch mit Bakterien verunreinigt sein, die vor allem auf akut entzündeter Haut zu Komplikationen führen könnten. Im Zweifelsfall sollten Sie besser auf keimfreie Fertigpräparate mit chemisch reinem Harnstoff zurückgreifen.

Tee aus chinesischen Heilkräutern

Gute Erfahrungen werden auch mit Heilkräutertees gemacht. Sie regen die Darmtätigkeit an und unterstützen die Entgiftung des Körpers. Dadurch verbessert sich auch der Hautzustand (Kapitel 9.2).

Als sehr wirksam bei trockener, schuppender Haut hat sich eine spezielle Teemischung aus chinesischen Arzneipflanzen erwiesen. Zehn Heilkräuter sind die Grundlage des so genannten China-Tees, der aus England kommt. Wegen möglicher Nebenwirkungen vor allem an Leber und Niere darf dieser rezeptpflichtige Kräutertee allerdings nur unter regelmäßigen ärztlichen Kontrolluntersuchungen angewendet werden.

Bei Kindern unter zwei Jahren sollte er nicht eingesetzt werden.

Mangel an Harnstoff ausgleichen

In vielen Pflegeprodukten für Neurodermitiker ist Harnstoff (Urea) enthalten und sorgt dafür, dass die trockene, raue Haut wieder glatt und geschmeidig wird. Vor allem in der Vorbeugung von Ekzemen hat sich dieser Wirkstoff bewährt (Kapitel 4.2).

Bei trockenen Ekzemherden kann die Substanz (z.B. in Urea-ta Harnstoffsalbe) therapeutisch eingesetzt werden. Urea verbessert die Fähigkeit der Haut, Wasser zu binden, macht sie glatt und elastisch, lindert den Juckreiz und stärkt die natürliche Schutzfunktion der Haut. Auf offenen Kratzwunden brennt Harnstoff allerdings, so dass er bei Kindern nicht beliebt ist.

Vorsicht vor Wundermitteln

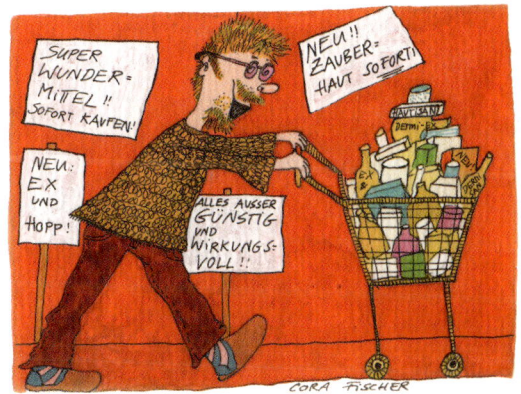

Vorsicht geboten ist bei Methoden, die als Wundermittel angepriesen werden: Chinesische Kräuterkugeln aus dem Internet, Murmeltierfett, Nerzöl und viele andere angeblich „natürliche Mittel" wirken zwar unter Umständen hervorragend gegen Hautentzündungen. Leider stellte sich bisher bei genauer Analyse immer heraus, dass sie natürliches Kortison enthalten – kein Vorteil gegenüber synthetischem Kortison. Geheimtipps und Wunderpräparate sollten daher nur mit äußerster Vorsicht verwendet werden. Bisher hat sich keines dieser Mittel als wirklich harmlose Alternative zu den gängigen, apothekenpflichtigen Cremes und Salben bewähren können.

8.2 | Konventionelle Behandlungsmöglichkeiten

Heftige Krankheitsschübe sollten stets von einem Haut-
oder Kinderarzt behandelt werden. Je nach Hautzustand und
den individuellen Bedürfnissen des Patienten können unterschiedliche Verfahren und Wirkstoffe eingesetzt werden.

Umstritten: Kortison

**Akute Entzündun-
gen frühzeitig
stoppen!**

Bei akut entzündlichen Hautveränderungen wird der Arzt
anfangs häufig Kortikosteroide verschreiben. Solche Kortison-
Präparate sind und bleiben vorerst das wichtigste Standard-
medikament für die Behandlung der akuten Hautentzündung
bei der Neurodermitis.

Kortisol ist ein körpereigenes entzündungshemmendes
Hormon, das von der Nebennierenrinde gebildet wird. Die
Nebennieren sind Hormondrüsen, die den Nieren aufsitzen
und neben Kortisol weitere Hormone wie beispielsweise das
Stresshormon Adrenalin bilden. Nach dem Vorbild des körpereigenen Kortisols werden viele abgewandelte Wirkstoffe synthetisch hergestellt, die abgestuft von schwach wirkend (z.B.
Hydrokortison, Prednisolon) bis sehr stark (z.B. Clobetasol) in
vier Wirkklassen erhältlich sind.

Kortison wirkt gegen die Entzündung, indem es das Immunsystem hemmt. Denn durch die überschießende Reaktion des Immunsystems wird die Entzündung aufrecht erhalten. Äußerlich angewendet, bekämpfen Kortikoid-haltige Präparate hervorragend die akuten Symptome der Neurodermitis, dämmen die Entzündung rasch ein und stillen dadurch den Juckreiz.

Bei falscher und leichtfertiger Anwendung kann Kortison allerdings deutliche Nebenwirkungen haben und sollte daher nur kurzzeitig angewendet werden. Wird ein Kortison-Präparat über Wochen ununterbrochen aufgetragen, kann sich eine Hautatrophie entwickeln: Die Haut wird dünner, feine Äderchen scheinen durch. Sie wird empfindlicher und leichter verletzbar, neigt zu Streifen oder Pigmentflecken. Die Behaarung kann stärker werden.

Kortison darf nur kurzzeitig angewendet werden!

Bei Anwendung im Gesicht kann sich sogar Kortison-Akne entwickeln, die sich vor allem an der Mundpartie zeigt. Kortison-Akne betrifft vor allem die Hautpartien, die am zartesten sind, etwa die Augenlider, Hautfalten wie Achselhöhlen oder die Leistengegend. Empfindliche Kinderhaut ist besonders gefährdet.

Vor allem wenn größere Hautareale betroffen sind, wird das Kortison vom Organismus aufgenommen. Im Extremfall kann es durch Wassereinlagerungen zu dem typischen „Vollmondgesicht", bei Kindern sogar zu Wachstumsverzögerungen kommen. Die Haut kann sich an Kortison gewöhnen – die Wirksamkeit lässt dann bei wiederholter Anwendung nach (Tachyphylaxie). Wird das Kortison abgesetzt, flammt die Erkrankung oft umso heftiger wieder auf (Rebound).

Daher sollte sorgfältig geprüft werden, ob ein Einsatz unbedingt erforderlich ist. Das verordnete Präparat muss dann genau nach Vorschrift angewendet werden.

KORTISON SICHER ANWENDEN

▶ Kortison sollte nur im akuten Schub und begrenzt auf die entzündlichen Ekzemherde aufgetragen werden.

▶ Besprechen Sie mit Ihrem Arzt, welche Wirkklasse notwendig ist und ob möglicherweise ein schwächer wirksames Präparat mit weniger Nebenwirkungen ausreicht. Aber auch schwächer wirksame Substanzen sollten nur zeitlich begrenzt eingesetzt werden.

Beraten Sie sich mit Ihrem Arzt, ob und wie lange Kortison wirklich erforderlich ist

▶ Stärkere Wirkstoffklassen sollten dem schweren akuten Schub vorbehalten bleiben. Wenn die schlimmsten Beschwerden abgeklungen sind, setzen Sie die Behandlung mit einem schwächeren Kortison oder einer Kortison-freien Alternative fort. Kontrollieren Sie täglich, ob eine Anwendung noch nötig ist.

▶ Problemzonen wie Gesicht, Achselhöhlen und Genitalbereich sollten geschont werden.

▶ Empfiehlt Ihr Arzt eine Intervalltherapie, wechseln Sie zwischen kortisonhaltigen Präparaten und Basispflege ab.

▶ Wenn Sie Kortison-haltige Präparate über einen längeren Zeitraum angewendet haben, sollten Sie die Therapie nicht abrupt abbrechen. Schleichen Sie die Behandlung aus: Dabei wird das Kortison-Präparat in zunehmend größeren Zeitabständen und immer dünner aufgetragen.

▶ Anschließende Basispflege nicht vergessen!

Bei leichtem Ekzemschub: Bufexamac

Als – allerdings weniger wirksame – Alternative zu Kortison wird bei lokalen Hautentzündungen seit vielen Jahren der ebenfalls verschreibungspflichtige Wirkstoff Bufexamac (z.B. Parfenac) eingesetzt.

Viele Patienten sprechen im leichten Ekzemschub gut auf diese Präparate an. Nicht selten werden allerdings allergische Reaktionen auf die Substanz beobachtet. Bufexamac kann Kortison meist nicht ersetzen und hat keine Vorteile gegenüber pflanzlichen Präparaten.

Neue Hoffnung: Tacrolimus und Pimecrolimus

Die Therapie der Neurodermitis steht vor dem Dilemma, dass die Standardbehandlung mit Kortison zwar kurzfristig hervorragend die Hautbeschwerden lindert, in der Langzeitanwendung jedoch erhebliche Risiken birgt. Doch eine chronische Hauterkrankung wie die Neurodermitis erfordert eine oft jahre- oder gar jahrzehntelange medizinische Behandlung.

Neue Hoffnung setzen Patienten wie Ärzte daher in die so genannten topischen Immunmodulatoren Tacrolimus und Pimecrolimus. Diese aus Pilzen gewonnenen Wirkstoffe sind erst seit kurzem in ebenfalls verschreibungspflichtigen Präparaten für Erwachsene wie Kinder erhältlich (Tacrolimus-Salbe Protopic, Pimecrolimus-Creme Elidel). Sie gelten als ebenso wirksam wie Kortison, die Nebenwirkungen scheinen geringer zu sein.

Als topische Immunmodulatoren greifen die Substanzen lokal an der Haut (topisch = örtlich) modulierend genau in die immunologischen Mechanismen ein, die bei der Neurodermitis gestört sind (Kapitel 2.2). Sie unterdrücken gezielt die Freisetzung entzündungsfördernder Botenstoffe aus bestimmten Zellen des Abwehrsystems, insbesondere den T-Zellen. So werden die für die Neurodermitis typischen entzündlichen Hautreaktionen verhindert und der Juckreiz gestoppt.

Die Präparate werden äußerlich auf akut entzündliche Ekzemherde aufgetragen und können auch an empfindlichen Hautarealen wie Gesicht, Hals und Hautfalten angewendet werden. Tacrolimus und Pimecrolimus werden nicht von den Blutgefäßen der Haut aufgenommen und gelangen daher auch nicht in den Organismus. Abgesehen von einem vorübergehenden Brennen oder Wärmegefühl an den behandelten Hautarealen sind sie gut verträglich.

Neue Präparate sind echte Alternativen zu Kortison

Umfangreiche Studien bestätigen, dass sie auch bei wiederholter Anwendung über Monate und Jahre effektiv und sicher sind. Doch in vielen Fällen wird eine Behandlung immer wiederkehrender Schübe sogar über Jahrzehnte erforderlich sein. Erfahrungen über so lange Zeiträume liegen mit den neuen Produkten noch nicht vor.

Darüber hinaus wird die Anwendung in der Praxis durch zwei Aspekte eingeschränkt: Pimecrolimus ist für leichte bis mittelschwere Neurodermitis-Formen vorgesehen. Tacrolimus ist für Patienten mit mittelschwerer bis schwerer Neurodermitis zur Verordnung zugelassen, und zwar offiziell nur, wenn diese auf herkömmliche Therapien (z.B. Kortison) nicht ausreichend ansprechen oder diese nicht vertragen. Außerdem sind die Präparate sehr teuer – was ihre Verbreitung in Zeiten leerer Kassen bremst.

Bei chronischen Ekzemen: Teer und Ichthyol

Bei abgeklungenen oder chronischen Ekzemherden, vor allem wenn die Hautstruktur vergröbert ist, werden seit langem teer-haltige Präparate eingesetzt. Sie glätten die Haut, wirken der Hautverdickung entgegen, lindern den Juckreiz und hemmen Entzündungen.

Teer-Präparate haben allerdings einen unangenehmen Geruch und können die Wäsche verfärben. Zudem machen sie die Haut sonnenempfindlich. Ein manchmal diskutiertes Krebsrisiko besteht bei zugelassenen Medikamenten nicht.

Für Ichthyol-haltige Präparate aus Schieferöl (Ichthosin) gelten diese Vorbehalte nicht. Sie haben sich besonders bei chronischen, heftig juckenden Ekzemen bewährt.

Wohltuend wirken sich Teer- (z.B. Balnacid), Teer-öl- (z.B. Balneum Hermal mit Teer) und Schieferöl-Bäder (z.B. Ichtho-Bad) aus. Bewährte Alternativen sind Haferstroh-Extrakte, Weizenkleie oder Kamille sowie Meersalzlösungen. Da die Bäder die Haut austrocknen, muss anschließend rückgefettet werden.

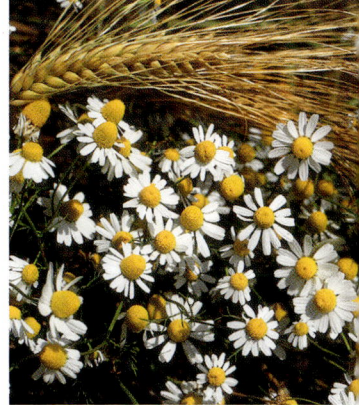

Chamomilla recutita, Kamille

Bei schwerem Verlauf: Licht plus Sole

Salzhaltige Luft, Meerwasser und Sonne sind für die Haut und das gesamte Befinden meist eine Wohltat (Kapitel 9.1). Viele Hautarztpraxen oder dermatologische Zentren bieten Behandlungsmaßnahmen an, die diese natürlichen Klimafaktoren nachempfinden.

Eine Lichtbehandlung nutzt die oft günstigen Auswirkungen des Sonnenlichts auf die kranke Haut therapeutisch. Sowohl UV-A- als auch UV-B-Bestrahlungsgeräte können zur Ekzembehandlung eingesetzt werden.

Akute, schwere Ekzeme lassen sich manchmal mit einer UV-A1-Kaltlichtbehandlung beherrschen. Dabei wird die Wärmestrahlung herausgefiltert und nur langwelliges UV-A1-Licht verwendet.

Sehr eindrucksvolle Ergebnisse können vor allem mit einer kombinierten Balneo-Photo-Therapie (Tomesa) erzielt werden. Dabei badet der Patient in Sole, bevor oder während er mit UV-Licht bestrahlt wird. Dieses Verfahren imitiert die klimatischen Verhältnisse am Toten Meer, die es nirgendwo sonst auf der Welt gibt.

Bei der PUVA-Therapie (Psoralen plus UV-A) werden Psoralene (das sind photoreaktive Substanzen von Doldengewächsen wie der Herkulesstaude) wohldosiert dem Badewasser zugegeben. Anschließend wird der Patient mit UV-A bestrahlt.

Diese Therapieformen müssen von erfahrenen Ärzte überwacht werden. Der therapeutische Nutzen sollte sehr sorgfältig gegen ein möglicherweise erhöhtes Hautkrebsrisiko abgewogen werden. Leider übernehmen zur Zeit nur wenige Kassen die Kosten dieser Verfahren.

Hautinfektionen sofort bekämpfen

Suchen Sie bei einer Hautinfektion rasch ärztliche Hilfe

Auf der abwehrgeschwächten Neurodermitishaut breiten sich Bakterien, Viren oder Pilze sehr schnell aus und können zu schweren Komplikationen führen. Man erkennt solche Infekte an schmerzhaften Bläschen, gelblichen Krusten oder auffälligem Hautnässen. Hautinfektionen müssen immer rasch vom Hautarzt behandelt werden.

Gut gegen Entzündungen sowie einen Befall mit Bakterien oder Pilzen wirken Farbstoffe (Pyoktanin, Brilliantgrün, Solutio Castellani). Da sie jedoch Haut und Wäsche verfärben, werden sie meist nur im Krankenhaus unter Verbänden eingesetzt. Jodhaltige Salben (z.B. Betaisodonna), antibiotikahaltige Salben und Antiseptika, also keimtötende Mittel, sind gute Alternativen. Manchmal lässt sich bei großflächigen Vereiterungen die Einnahme eines Antibiotikums nicht vermeiden. Danach sollte die Darmflora durch eine mikrobiologische Behandlung wieder regeneriert werden.

Eine Infektion mit Herpes-Viren verursacht heftig juckende, wässrige Bläschen an den Lippen oder anderen Hautstellen. Um eine Vermehrung der Viren zu stoppen, muss frühzeitig mit Aciclovir, Famciclovir oder Valaciclovir äußerlich oder innerlich behandelt werden. Auch Hefepilzinfektionen an der Haut müssen rasch behandelt werden (vgl. Windelsoor bei Kleinkindern Kapitel 10.1). Ist der Darm befallen, wird eine umfassende Behandlung von innen erforderlich (Kapitel 9.1).

Antihistaminika gegen verstärkten Juckreiz

Rückfettende und entzündungshemmende Maßnahmen lindern auch den Juckreiz. Manchmal verordnet der Arzt zusätzlich Antihistaminika. Sie bekämpfen wirksam den Juckreiz, der durch Histamin vermittelt wird. Vor allem tagsüber sollten Präparate ausgewählt werden, die nicht müde machen.

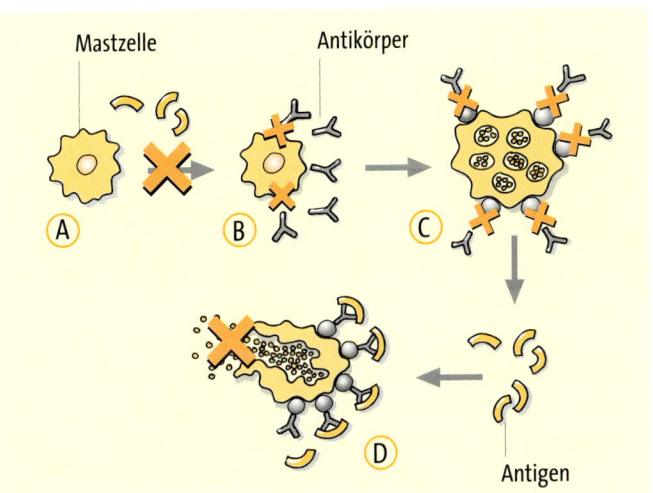

Wirkung von Antihistaminika: Die Mastzelle wird durch die Antigene nicht aktiviert (A), das Andocken der Antikörper wird verhindert (B), die Ansatzstellen an den Mastzellen werden blockiert (C), dadurch wird kein Histamin ausgeschüttet (D).

PRAKTISCHE TIPPS: ÄRZTLICHE THERAPIE „NACH MAß"

▶ Informieren Sie sich gut über die Vor- und Nachteile einzelner Therapieformen. So können Sie kompetent mit Ihrem Arzt besprechen, welche Behandlungsmaßnahmen für Sie sinnvoll sind und welche Sie nicht anwenden möchten.

▶ Leider werden so manche Therapieverfahren nicht von allen Kassen übernommen. Besprechen sie auch diesen Aspekt mit Ihrem Arzt.

▶ Wenden Sie verordnete Medikamente genau nach Vorschrift an. Wenn Sie Komplikationen befürchten, fragen Sie Ihren Arzt!

▶ Verlassen Sie sich nicht allein auf die Wirkkraft der Medikamente. Die medizinische Behandlung kann nur erfolgreich sein, wenn Sie Ihre Hautpflege sorgfältig weiterführen und individuelle Auslöser konsequent meiden!

8.3 | Wenn „nichts hilft"

Bei schweren, ausgedehnten Formen, die keiner anderen Behandlung zugänglich sind, kann der Hautarzt Medikamente zum Einnehmen erwägen (systemische Therapie). Solche Arzneimittel sind hochwirksam, das Risiko von Nebenwirkungen ist leider ebenfalls hoch. Bevor sie eingesetzt werden, sollten alle anderen Möglichkeiten ausgeschöpft sein (Kapitel 9).

In sehr schweren Fällen werden Kortikosteroid-Tabletten oder -Spritzen in Erwägung gezogen. Kortison kann bei Asthma, allergischen Notfällen oder extremen Neurodermitis-Schüben lebensrettend sein. Bei der Neurodermitis werden sie nur in Ausnahmefällen verordnet und sollten dem Hautarzt vorbehalten bleiben. Besonders vorsichtig sollte man mit den − früher sehr beliebten – einmaligen „Frühjahrsspritzen" gegen Pollenallergien sein. Sie enthalten Kortison und können den Knochenstoffwechsel stören, das gesamte Abwehrsystem zusätzlich schwächen und langfristig die Krankheit verschlimmern.

Auch mit der Einnahme von Cyclosporin A, einem weiteren das Immunsystem unterdrückenden Medikament, lassen sich die Symptome der Neurodermitis wirksam beherrschen. Da jedoch ernste Nebenwirkungen wie Nierenschäden, Bluthochdruck oder sogar Krebsgeschwülste auftreten können, wird es nur in schweren, hartnäckigen Fällen angewendet.

Ambulant oder stationär?

In den meisten Fällen kann eine Neurodermitis ambulant von einem niedergelassenen Haut- oder Kinderarzt, manchmal in Zusammenarbeit mit einer Hautklinik, behandelt werden. Bei schweren Verlaufsformen mit immer wiederkehrenden heftigen Krankheitsschüben kann jedoch ein Aufenthalt in einer Klinik erwogen werden. Dort steht ein interdisziplinäres Team an Fachleuten zur Verfügung, das die vielschichtigen Aspekte der Erkrankung von mehreren Seiten angehen kann.

Besonders günstig ist eine Kur, heute stationäre Rehabilitation genannt, in einer Fachklinik. An der Nord- oder Ostsee oder im Hochgebirge unterstützt eine natürliche Reizklimatherapie das Behandlungskonzept (Kapitel 9.4). Das wohltuende Klima, eine entspannende Atmosphäre in schöner Natur, gute ärztliche

IHR GUTES RECHT

Die Kosten für eine stationäre Rehabilitationsmaßnahme werden von den Kranken- oder Rentenkassen übernommen, wenn Therapieversuche am Wohnort unwirksam sind. Erforderlich ist hierzu ein ärztlicher Antrag.

Scheuen Sie nicht vor dem Kurantrag zurück. Praktische Hilfestellung bei der Auswahl einer geeigneten Klinik erhalten Sie bei Ihrem Arzt oder bei Selbsthilfevereinigungen (Adressen siehe Service).

und psychologische Betreuung sowie kreative Angebote machen eine solche Kur zu einer ganzheitlichen Behandlung.

PRAKTISCHE TIPPS: NICHT DEN MUT VERLIEREN!

▶ Die therapeutischen Möglichkeiten sind so vielfältig, dass sich auch bei scheinbar hoffnungslosen Fällen Wege finden lassen.

▶ Wenn Sie bisher nur erfolglos an den „Symptomen herumgedoktert" haben, sollten Sie gemeinsam mit Ihrem Arzt eine ganzheitliche Behandlung anstreben.

▶ In schweren Fällen können Sie sich Rat in einer Hautklinik holen.

▶ Manchmal kann eine stationäre Rehabilitation helfen. Oft bewirken Orts- und Klimawechsel wahre Wunder.

9 | Ganzheitliche Behandlung: Neurodermitis dauerhaft heilen?

Langfristig können Sie Ihre Beschwerden nur mit einer ganzheitlichen Therapie bessern

Viele Kranke leiden jahre- oder gar jahrzehntelang unter immer wiederkehrenden Schüben ihrer Neurodermitis. Eine Therapie, die sich nur an der erkrankten Haut orientiert, ist langfristig unzulänglich. Tief greifende und dauerhafte Erfolge wird man bei einer so komplexen Erkrankung wie der Neurodermitis nur mit einem ganzheitlichen Konzept erreichen können. Ein ganzheitlicher Ansatz zielt darauf ab, die gesunde „Ordnung" bei Körper und Seele wiederherzustellen. Biologische Heilverfahren versuchen, die Selbstheilungskräfte des Organismus anzuregen und gestörte Regulationssysteme zu harmonisieren und zu stärken.

.1 | Sanierung des Darms

Die mikrobiologische Therapie (Symbioselenkung) geht davon aus, dass die Hauterscheinungen bei der Neurodermitis Ausdruck einer Störung des Immunsystems im Darm sind. Ist der Stoffwechsel gestört und das darmeigene Abwehrsystem geschwächt, wirkt sich dies auf die Neurodermitis aus.

Lebenswichtige Aufgaben des Darms

Auf ihrem Weg durch einen gesunden Darm wird die Nahrung von Verdauungssäften aus der Magen- und Darmschleimhaut, der Bauchspeicheldrüse und der Gallenblase biochemisch zerlegt. Daneben besiedeln im gesunden Darm Milliarden Bakterien die Darmschleimhaut. Diese Darmflora erfüllt lebenswichtige Aufgaben für den Organismus: Ihre Verdauungsbakterien schließen unverdauliche Nahrungsbestandteile auf und sorgen dafür, dass Schadstoffe besser aus dem Darm entfernt werden können. Die Nährstoffe werden dann von der Dünndarmwand aufgenommen und gelangen von dort ins Blut.

Gleichzeitig ist eine gesunde, ausgewogene Darmflora wichtig für ein funktionierendes Abwehrsystem des gesamten Organismus. Etwa 70 Prozent der Immunabwehr sitzt in der Darmwand. Verdauungsbakterien stimulieren das darmeigene Immunsystem, wehren krank machende Keime ab und stabilisieren die Barrierefunktion der Darmwand.

Im Darm befindet sich ein großer Teil des Immunsystems

Wenn die Darmflora gestört ist

Das gesunde Darmmilieu kann durch viele Einflüsse gestört werden: ungenügend gekaute Nahrung, ungesunde Ernährung mit zu viel Zucker und Weißmehl, Übersäuerung,

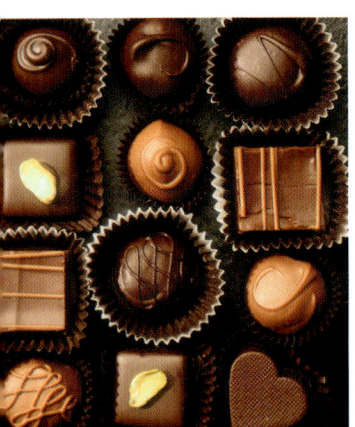

Zu viele Süßigkeiten übersäuern den Organismus und belasten den Darm.

Infektionen, Behandlungen mit Antibiotika, Stress und vieles mehr können das natürliche Ökosystem des Darms aus dem Gleichgewicht bringen. Die Darmflora kann ihre Aufgaben nicht mehr richtig erfüllen. Eine Fehlbesiedelung mit krank machenden Keimen, ständige Reizung der Darmwand und Darmentzündungen können folgen. Nährstoffe werden nicht mehr ausreichend an den Organismus abgegeben. Die Entgiftung und Entschlackung ist gestört, Schadstoffe lagern sich im Körper ab. Die geschädigte Darmwand wird durchlässiger für Nahrungsmittel-Allergene und die Abwehrleistung des gesamten Immunsystems wird geschwächt.

In einem gesunden Darm kommen Hefepilze (Candida albicans) überhaupt nicht oder nur in geringen Mengen vor. Nehmen sie im gestörten Darmmilieu überhand, können sie das Darmgewerbe zusätzlich schädigen und Beschwerden verursachen.

Die Pilze entziehen dem Wirt Mineralien und Vitamine. Außerdem produzieren sie Giftstoffe und Fuselalkohol, die den Organismus noch mehr belasten und durch die Leber abgebaut werden müssen. Es wird vermutet, dass diese Toxine eine unmittelbare Rolle im Entzündungsgeschehen der Neurodermitis spielen.

Eine gestörte Darmflora kann den Hautzustand drastisch verschlechtern

Darmstörungen verursachen Völlegefühl und einen geblähten Bauch. Eine Candida-Infektion kann unbemerkt bleiben, aber auch zu wässrigem Durchfall, Reizbarkeit, Konzentrationsstörungen und Kopfschmerzen führen. Sind Betroffene entsprechend veranlagt, machen sich die Darmstörungen durch vermehrte allergische Reaktionen bemerkbar und ihre Ekzeme verschlechtern sich.

Hefepilze nachhaltig bekämpfen

Lässt sich eine vermehrte Pilzbesiedelung des Darms insbesondere mit Candida albicans nachweisen, muss dies medikamentös behandelt werden. Der Arzt verordnet Nystatin-haltige Antipilzmittel, die ausreichend lange genommen werden müssen. Während der Auflösungsphase setzen die Pilze vermehrt Giftstoffe frei. Dadurch kann es für ein bis zwei Wochen zu einer Verschlimmerung von Ekzem und Juckreiz wie auch zu Kopfschmerzen, Verdauungsstörungen oder grippeähnlichen Beschwerden kommen, bevor eine langfristige Besserung eintritt.

Gleichzeitig mit der medikamentösen Behandlung wird oft empfohlen, den Pilz durch eine kohlenhydratarme Diät oder eine Fastenkur „auszuhungern". Insbesondere auf Weißmehlprodukte, Süßwaren und auch süßes Obst sollte demnach verzichtet werden, da sie einen idealen Nährboden für eine Pilzbesiedlung bereiten.

Diese zuckerarme Kost ist allerdings nicht unumstritten – manche Pilzexperten fürchten, dass die Pilze sich den Zucker stattdessen aus dem Blut holen. Die Pilzdiät ist keinesfalls ein Ersatz für eine Nystatin-Kur. Nach der medikamentösen Behandlung baut eine mikrobiologische Kur wieder eine ausgewogenen Darmflora auf.

Anti-Pilz-Diäten? Nicht übertreiben!

Die Darmflora regenerieren

Die Regeneration des Darms und der Darmschleimhaut nimmt in der naturheilkundlichen Behandlung der Neurodermitis einen zentralen Stellenwert ein. Im Mittelpunkt der Sanierung des geschädigten Darms steht eine mikrobiologische Therapie. Durch die Gabe von Präparaten, die aufbereitete natürliche Bakterien-Stämme enthalten, lassen sich wichtige Darmbakterien wieder anzüchten. Eine solche Kur harmonisiert die Darmflora, normalisiert den gestörten Stoffwechsel und sorgt dafür, dass das darmeigene Immunsystem seine Aufgaben wieder erfüllen kann.

REZEPTE FÜR STOFFWECHSELTEES

Einen trägen Darm können Sie mit Stoffwechseltees anregen, die auch als Fertigmischungen in Apotheken und Reformhäusern erhältlich sind. Die Entgiftung und Entschlackung entlastet Ihre Haut sichtbar!

TEEMISCHUNG 1: Sennesblätter, Kümmel, Kamillenblüten, Bittersüßstängel zu gleichen Teilen mischen. Ein bis zwei Teelöffel pro Tasse mit kochendem Wasser überbrühen, 20 Minuten ziehen lassen. Morgens und abends eine Tasse trinken.

TEEMISCHUNG 2: Bittersüßstängel, Sandsegge, Brennnessel, Löwenzahn, Sennesblätter, Bitterfenchel zu gleichen Teilen mischen. Ein bis zwei Teelöffel pro Tasse mit kochendem Wasser überbrühen, zehn Minuten ziehen lassen. Morgens und abends eine Tasse trinken.

Für **KINDER** müssen die Mischungen stark verdünnt werden. Eine Tasse täglich genügt.

Zur Verfügung stehen Produkte mit unterschiedlichen Bakterienstämmen, insbesondere Escherichia coli (Symbioflor II, Mutaflor, Colibiogen, Rephalysin), Enterokokken (Symbioflor I, in Kombination mit E. coli als Pro-Symbioflor), und Lactobacillen (Omniflora, Hylak, LGG). Solche mikrobiologischen Präparate werden vom Arzt verschrieben und müssen für mehrere Wochen eingenommen werden.

Wenn keine Unverträglichkeiten vorliegen, können milchsaure Nahrungsmittel kombiniert werden.

Vor einer Darmsanierung kann eine Fastenkur segensreich sein. Schon allein tage- oder wochenweises Fasten kann die Haut erstaunlich bessern (Anleitung siehe www.drbresser.de).

Den Stoffwechsel fördern

Begleitend zur Symbioselenkung sollte auf eine stoffwechselfördernde und allergenarme Ernährung geachtet werden. Spezielle Kräutertees (siehe

Kasten) aktivieren den Stoffwechsel und regen die Darmtätigkeit an. Dies unterstützt die Entgiftung und Entschlackung des Körpers und wirkt sich positiv auf den Hautzustand aus. Homöopathische Präparate unterstützen wirkungsvoll die Ausleitung von Schadstoffen, die Normalisierung der Darmschleimhaut und die Zellregeneration (Kapitel 9.2).

Auf gesunde Vollwerternährung umstellen

Hat sich die Darmflora regeneriert, wird sich dies nachhaltig auf den Hautzustand auswirken. Doch nur eine gesunde Ernährung sichert langfristig den Erfolg.

Trinken Sie unterstützend Sauerkraut- oder Grapefruit-Saft

Bevorzugt werden sollte eine ausgewogene Vollwertkost mit möglichst viel frischem Obst und Gemüse sowie Vollkornprodukten. Individuelle Nahrungsmittel-Unverträglichkeiten und Allergien müssen dabei selbstverständlich berücksichtigt werden.

Die Lebensmittel sollten aus kontrolliert-biologischem Anbau und artgerechter Tierhaltung stammen, um den Körper möglichst wenig mit Schadstoffen zu belasten. Verzehrt werden sollten schonend verarbeitete Lebensmittel ohne Zusatzstoffe oder Konservierungsstoffe.

Auf Zucker und Weißmehlprodukte sollte weitgehend verzichtet werden, da sie ernährungsphysiologisch wertlos sind und den Organismus übersäuern.

Die Mahlzeiten sollten in entspannter Atmosphäre stattfinden. Das Essen nicht hastig herunterschlingen, sondern gut kauen! Um die Entgiftung zu unterstützen, muss zudem reichlich getrunken werden.

Eine regelmäßige Ergänzung der Ernährung mit probiotischen Präparaten (z.B. LGG) wirkt vorbeugend gegen neue Ekzemschübe.

PRAKTISCHE TIPPS:
FÜR EINE GESUNDE DARMFLORA SORGEN

▶ Bekommen Sie Ihre Neurodermitis trotz ganzheitlicher Behandlungsstrategie nicht in den Griff, könnte möglicherweise eine Pilzbesiedlung des Darms eine Rolle spielen.
▶ Bevor Sie eine Anti-Pilz-Behandlung beginnen, muss Ihr Arzt eine Pilzinfektion eindeutig nachgewiesen haben.
▶ Unterstützen Sie durch eine ausgewogene Vollwerternährung einen guten Stoffwechsel und eine gesunde Darmflora.

9.2 | Homöopathie

Die Homöopathie wurde von dem Arzt und Apotheker Dr. Samuel Hahnemann begründet und basiert heute auf über 200 Jahren Erfahrung.

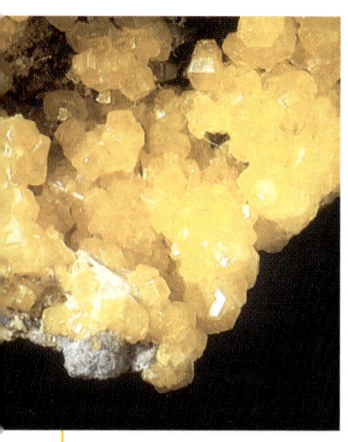

Sulfur, Schwefel: klassisches Hautmittel der Homöopathie.

Hahnemann verstand Gesundheit als Zustand, in dem die „Lebenskraft" in der Balance ist. Physiologische Vorgänge, Stoffwechselprozesse, Hormone, Nervensystem, Abwehrkräfte bis hin zur emotionalen Befindlichkeit sind dabei in einem natürlichen Gleichgewicht. Sind diese Regulationssysteme gestört, entstehen Krankheiten. Der Körper versucht dann, den natürlichen Zustand wiederherzustellen. Diese Bemühungen zeigen sich nach Auffassung der Homöopathie in Form von Krankheitszeichen.

Daher sollten Krankheitssymptome möglichst nicht unterdrückt werden. Homöopathische Mittel unterstützen vielmehr die natürliche Selbstregulation des Körpers.

Ähnliches mit Ähnlichem heilen

In der Homöopathie gilt als Grundprinzip: „Ähnliches mit Ähnlichem heilen". Das heißt, eine Substanz, die in größerer Menge beim Gesunden bestimmte Symptome auslöst, kann verdünnt als Arzneimittel gegen ähnliche Krankheitserscheinungen eingesetzt werden.

Verwendet werden pflanzliche, tierische und mineralische Wirkstoffe. Angewendet werden sie jedoch nicht in ihrer Ursubstanz, die in hohen Dosen möglicherweise den Organismus schädigen würde. Die Substanzen werden vielmehr als so genannte Potenzen eingesetzt, die sich nach Auffassung der Homöopathie durch eine verminderte giftige Wirkung und eine verstärkte Heilkraft auszeichnen. Diese Potenzen entstehen durch wiederholte Verdünnung, bei den in Deutschland gängigen Potenzen im Verhältnis eins zu zehn. Bei jedem Verdünnungsschritt wird der Stoff zehnmal kräftig geschüttelt.

Je höher die Potenz eines Arzneimittels, das heißt je mehr seine materielle Substanz verdünnt wurde, desto komprimierter ist der Heilcharakter. Je höher die Potenz, desto wirksamer ist der gesetzte Reiz, der die Selbstheilungskräfte des Organismus aktiviert. Da die materielle Substanz des Wirkstoffs jedoch nur noch in Spuren vorhanden ist, sind schädigende Nebenwirkungen nicht zu befürchten.

Die Dosis macht das Gift

Das passende Arzneimittelbild wählen

In der klassischen Homöopathie gibt es über 1 000 Einzelmittel. Sie stehen als Tropfen in Alkohol gelöst oder auf Milchzucker aufgezogen in Globuli oder Tabletten zur Verfügung. Für jeden Wirkstoff wurde ein Arzneimittelbild entwickelt, das die Ergebnisse von Prüfungen an Gesunden zusammenfasst und festhält, welche Wirkungen die Substanz hat.

Für die Behandlung werden aus dieser Vielzahl einige wenige Präparate ausgewählt, deren Arzneimittelbild dem Krankheitsbild ähnlich ist. Es ist große Erfahrung nötig, um die Mittel mit dem am besten passenden Arzneimittelbild herauszufinden.

Um die oft schwierige Suche nach der geeigneten Arznei zu erleichtern, wurde die Komplexmittel-Homöopathie entwickelt. In Kombinationsmitteln werden verschiedene Einzelmittel, die bei bestimmten Krankheitsbildern erfahrungsgemäß gute Erfolge erzielen, zusammengemischt beziehungsweise gemeinsam potenziert. Damit kann der Organismus umfassender stimuliert werden.

Bei Neurodermitis bewährt

Wie die Erfahrung zeigt, hat sich eine Reihe homöopathischer Substanzen organbezogen beim Krankheitsbild der Neurodermitis bewährt.

Zur äußerlichen Anwendung eignen sich besonders gut Salben oder Cremes mit Cardiospermum halicacabum, die die Hautsymptome nicht unterdrücken, sondern die Selbstheilungsbestrebungen des Körpers unterstützen (z.B. FideSan, Halicar). Ebenfalls empfehlenswert sind homöopathische Ekzem-Salben, die unterschiedliche Wirkstoffe kombinieren (z.B. Ekzemvowen-Salbe).

Auch bei innerlicher Anwendung werden je nach Ausprägung der Symptome mit einer Reihe Einzel- und Komplexmittel gute Erfahrungen gemacht. Zu Beginn der Behandlung kann es allerdings zunächst zu einer Erstverschlimmerung kommen, vor allem wenn der Organismus sehr strapaziert ist oder wenn zu hohe Potenzen gewählt wurden. Eine Erstver-

Vernachlässigen Sie neben der Homöopathie nicht die äußere Behandlung der Haut

schlimmerung zeigt jedoch, dass die gewählte Arznei genau die passende ist, aber die Dosis verringert werden muss.

Während der Behandlung können die Symptome sich wandeln, aus einen nässenden Ekzem kann ein trockenes werden. Dann muss die Mittelwahl entsprechend angepasst werden.

Die wichtigsten homöopathischen Mittel bei Neurodermitis

Bei akuten Beschwerden sollten zunächst drei- bis viermal täglich fünf Globuli oder zehn Tropfen der homöopathischen Arzneimittel in niedrigen Potenzen (z.B. D4, D6, D12) eingenommen werden. Mit fortschreitender Besserung kann die Einnahme auf ein- bis zweimal täglich reduziert werden.

KREOSOTUM: bei heftigem Juckreiz, blutig gekratzten Ekzemen

DOLICHOS PRURIENS: bei heftigem akutem Juckreiz

MERCURIUS SOLUBILIS: durch Wärme zunehmender Juckreiz

SULFUR: sehr wirksam bei allen juckenden Ekzemformen, vor allem nach langen, die Ausschläge unterdrückenden Maßnahmen wie Kortison oder Antibiotika (als Komplexmittel: Schwef-Heel, Sulfur comp.)

GRAPHITES: bei Ekzemen mit anfangs übel riechenden, gelblichen Absonderungen, später trockener, rissiger Haut mit Schuppen und chronischen, juckenden Ekzemen (als Komplexmittel: Graphites-Homaccord)

LYCOPODIUM: bei chronischen, trocken-krustigen, rissigen Ekzemen, besonders bei gleichzeitiger Leberschwäche, die sich durch Verdauungsstörungen und Blähungen zeigen

ARSENICUM ALBUM: bei brennenden Ekzemen, starker Unruhe durch heftigen Juckreiz

PETROLEUM: in Heilkrisen bei Ekzemen mit schlechter Heilungstendenz

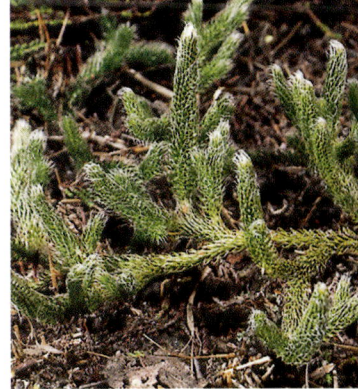

Lycopodium clavatum, Bärlapp

Schadstoffe ausleiten

Nach Auffassung vieler Homöopathen sind die Hauterscheinungen bei der Neurodermitis Ausdruck für eine Überlastung mit Schadstoffen. Wir sind täglich gesundheitsschädigenden Substanzen ausgesetzt – sei es von außen in Form von Umweltgiften oder Krankheitserregern, sei es von innen in Form von Endprodukten unseres Stoffwechsels. Nimmt die Schadstoffbelastung überhand, können unsere körpereigenen Entgiftungsorgane wie Leber, Galle, Niere, Darm und Lymphsystem überfordert sein. Schadstoffe lagern sich im Gewebe ab, der Organismus verschlackt und kann nicht mehr reibungslos funktionieren. Krankheiten entstehen.

Nach diesem Krankheitsmodell sucht sich der Körper dann zusätzliche Ausscheidungswege, im Falle der Neurodermitis die Haut. Demnach sollten die Hautsymptome nicht unterdrückt, sondern vielmehr die körpereigenen Ausleitungsprozesse über Leber, Galle, Niere und Darm homöopathisch unterstützt werden. Dadurch können die gestörten Stoffwechselprozesse, die der Neurodermitis zugrunde liegen, saniert und die Hautprobleme nachhaltig gebessert werden.

Eine Entgiftungs-Kur (Beispiel siehe Kasten) regt die Funktion der Entgiftungsorgane und die Ausleitung von Schadstoffen an. Der Lymphabfluss wird

TIPP: HOMÖOPATHISCHE ENTGIFTUNGSKUR

Eine sechswöchige Kur im Frühjahr und im Herbst hilft, den Körper zu entgiften und den Hautzustand zu verbessern. Die folgenden Mittel werden dreimal täglich zu je zehn Tropfen vor den Mahlzeiten eingenommen.

LEBER-GALLE-TROPFEN SN zur Anregung der entgiftenden Funktion der Leber.

LYMPHTROPFEN S zur Anregung des Lymphabflusses und zur Entschlackung des Bindegewebes.

NIEREN-ELIXIER ST zur Anregung der Nierenfunktion und zur besseren Ausscheidung von Stoffwechselschlacken.

HAUTFUNKTIONSTROPFEN S zur Anregung der körpereigenen Abwehr bei Funktionsstörungen der Haut.

gefördert und das Gewebe entschlackt. Wurde die Neurodermitis mit Symptom-unterdrückenden Präparaten, beispielsweise Kortison oder Antibiotika, vorbehandelt, können auch Nux vomica-Homaccord oder Sulfur die körpereigene Ausleitung sinnvoll unterstützen.

Die homöopathischen Kombinationsmittel Hautfunktionstropfen und Traumeel fördern die Regeneration von Haut- und Schleimhautzellen, insbesondere bei entzündlichen Prozessen.

Im Rahmen einer Sanierung des Darms (Kapitel 9.1) normalisiert Mucosa compositum die Darmschleimhaut.

Umfassende homöopathische Konstitutionsbehandlung

Um einen nachhaltigen Erfolg zu erzielen, ist bei chronischen Krankheiten wie der Neurodermitis eine umfassende homöopathische Konstitutionsbehandlung zu empfehlen, die sich am gesamten Menschen mit seiner Vorgeschichte, seiner psychischen Befindlichkeit, seinen Gewohnheiten, Vorlieben und Abneigungen orientiert. Diese Heilkunst verlangt große Erfahrung des Therapeuten. Auf der Grundlage des homöopathischen Erstgesprächs wird der Homöopath sehr sorgfältig die Präparate aussuchen, deren Arzneimittelbild zur Konstitution und zum Beschwerdebild des Patienten passt.

PRAKTISCHE TIPPS:
MIT HOMÖOPATHIE DIE SELBSTHEILUNG ANREGEN

▶ Mit homöopathischen Arzneimitteln können Sie die Selbstregulation des Körpers sanft unterstützen und die gestörten Entgiftungsprozesse natürlich sanieren.
▶ Orientieren Sie sich bei einer homöopathischen Selbstbehandlung zunächst an den genannten Arzneimitteln, für die bei

der Neurodermitis gute Erfahrungen vorliegen.

▶ Zur Selbstbehandlung sollten Sie nur niedrige Potenzen einsetzen (D4, D6, D12). Hochpotenzen gehören unbedingt in die Hand eines Homöopathen.

▶ Bei chronischen Erkrankungen wie der Neurodermitis ist meist eine Konstitutionsbehandlung sinnvoll, die ein erfahrener Therapeut durchführt.

▶ Vor allem im akuten Stadium sollten Sie mit Beginn einer Naturheilbehandlung nicht alle sonstigen Medikamente einfach absetzten, sondern die Behandlungsstrategie mit Ihrem Therapeuten abstimmen.

9.3 | Eigenblut-Behandlung

Die Eigenblut-Behandlung ist ein altbewährtes Naturheilverfahren. Schon im Mittelalter setzten Naturheiler Blut des Menschen als Medizin ein. Vor Erfindung der Antibiotika war die Eigenblutbehandlung in Krankenhäusern üblich.

Für eine moderne Eigenblut-Kur entnimmt der Therapeut aus den Venen des Patienten Blut. Anschließend spritzt er das Blut entweder unverändert oder vermischt mit pflanzlichen Heilmitteln oder homöopathischen Präparaten potenziert in den Gesäßmuskel. Manche Therapeuten setzen Verfahren ein, bei denen das Blut mit hochkonzentriertem Ozon-Sauerstoff angereichert wird. Besonders bei Kindern hat es sich bewährt, das aufbereitete Eigenblut als Tropfen einzunehmen.

Körpereigene Informationen therapeutisch nutzen

Der Behandlung liegt die Auffassung zugrunde, dass unser Blut individuelle, körpereigene Informationen über unsere

Krankheit enthält. Schon kleinste Mengen Blut, werden sie dem Körper von außen wieder zugeführt, setzen im Organismus einen Reiz, der die Selbstheilungskräfte anregt. Bekämpft werden so die unterschiedlichsten Erkrankungen von Grippe, Heuschnupfen und Allergien bis zu Erschöpfung, Schmerzen, Rheuma und Hauterkrankungen.

Wird das Verfahren sachgemäß durchgeführt, sind kaum Nebenwirkungen zu befürchten. Wie bei jeder Blutentnahme oder Spritze kann es zu leichten Reaktionen an der Einstichstelle kommen. Manchmal tritt eine Erstverschlimmerung ein, die zeigt, dass der Selbstheilungsprozess erfolgreich mobilisiert wurde.

Eine Kur besteht meist aus acht bis zwölf Spritzen im Abstand weniger Tage

PRAKTISCHE TIPPS:
EIGENES BLUT FÜR DIE BEHANDLUNG NUTZEN

▶ Suchen Sie sich einen erfahrenen Therapeuten, der über eine moderne und sterile Ausstattung verfügt.

▶ Lassen Sie sich das Blut dann abnehmen, wenn Ihre Hauterscheinungen besonders stark sind – dann wird die Zubereitung wirksamer.

▶ Besonders Kinder oder wer Probleme mit einer Spritzen-Kur hat, kann auf Eigenblut-Tropfen zurückgreifen.

.4 | Klimatherapie

Im Rahmen einer ganzheitlichen Behandlungsstrategie lässt sich auch mit natürlichen Klimafaktoren eine tief greifende Umstimmung des Organismus bewirken. Die meisten Neurodermitiker erfahren Klimaveränderungen – beispielsweise während eines Urlaubs – als wohltuend.

Ein Klimawechsel tut der Haut gut

Die Sonne am Meer oder im Gebirge ist intensiv! Achten Sie auf ausreichend Lichtschutz

Vor allem das Reizklima an Nord- und Ostsee oder im Hochgebirge führt zu beeindruckenden und nachhaltigen Erfolgen. Sonne, kühler Wind und reine, am Meer zusätzlich salzhaltige Luft wirken hier als natürliche Heilfaktoren zusammen.

Der frische Wind an der See oder in den Bergen kühlt die Haut und lindert schonend den Juckreiz, die kranke Haut kann regenerieren. Der Kältereiz trainiert zudem die Gefäße und trägt dazu bei, die Durchblutung der Haut zu normalisieren. Gleichzeitig wird die Nebennierenrinde angeregt, vermehrt Kortison auszuschütten, das den Heilungsprozess der Haut fördert. Insgesamt härtet das raue Klima den Organismus ab und stabilisiert das Immunsystem. Die intensive UV-Strahlung am Meer oder im Gebirge regt ebenfalls die Bildung des körpereigenen Kortisons an und dämmt die Bildung entzündungsfördernder Stoffe ein. Die Haut wird besser durchblutet und heilt schneller. Einige wenige Neurodermitiker dagegen vertragen Sonne nicht – ihre Haut reagiert gereizt mit Ekzemschüben (sonnenprovozierte Neurodermitis).

Eine vermehrte Ausschüttung von Endorphinen, den Glückshormonen, sorgt für einen zusätzlichen Wohlfühleffekt. In der reinen, allergenarmen Luft an der See oder im Hochgebirge können Pollen- und Milbenallergiker aufatmen. Milben existieren nur bis 1 500 Meter Höhe und auch der Pollenflug ist viel geringer.

Strandspaziergänge in der salzhaltigen Seeluft sind geradezu eine „Pflegekur" für die Haut. Das Meersalz fördert den Heilungsprozess, Schuppen lösen sich, die Haut wird glatter und für andere Therapeutika zugänglicher.

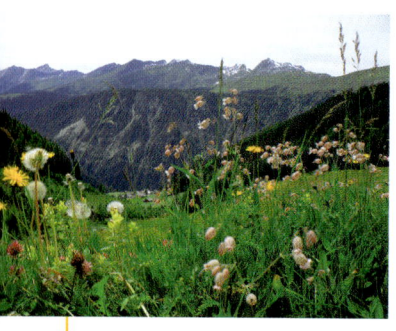

Nutzen Sie das Höhenklima im Gebirge.

Natürliche Klimafaktoren therapeutisch nutzen

Die natürlichen Heilfaktoren Wind, Sonne und Luft nutzen ausgewiesene Fachkliniken am Meer oder im Gebirge. Eine stationäre Rehabilitation führt auch bei schweren chronischen Verlaufsformen zu beeindruckenden Erfolgen. Sie ist vor allem für Neurodermitiker, die immer wieder an massi- 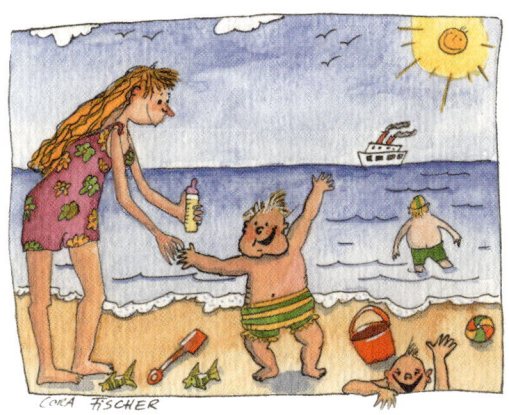 ven Erkrankungsschüben leiden, eine wertvolle Behandlungsalternative. Schon bei Kleinkindern kann man hier vorbeugen, damit die Erkrankung nicht chronisch wird.

Um eine nachhaltige Umstimmung des Organismus zu bewirken, sollte ein Aufenthalt mehrere Wochen andauern.

PRAKTISCHE TIPPS: KLIMAWECHSEL RICHTIG NUTZEN

► Nutzen Sie für Sie günstige Klimaveränderungen, wann immer möglich: Vielleicht können Sie während der Wintermonate einen Urlaub auf den Kanarischen Inseln, am Mittelmeer oder sogar am Toten Meer verbringen.

► Für Hausstaubmilben-Allergiker sind Urlaubsziele mit Höhenklima, wie beispielsweise Davos, ein allergenfreier Kurort.

► Für Pollen-Allergiker günstig: Verreisen Sie während „Ihrer" Heuschnupfen-Zeit in pollenarme Gebiete.

► Besonders intensiv wirkt sich das Reizklima an Nord- und Ostsee oder im Hochgebirge über 1500 Meter aus.

In schweren Fällen kann eine stationäre Behandlung in einer Fachklinik vorteilhaft sein

▶ Überlegen Sie gemeinsam mit Ihrem Arzt, ob eine Klimatherapie in einer Fachklinik für Sie in Frage kommt.

▶ Achten Sie bei der Auswahl einer geeigneten Kurklinik auf ein ganzheitliches Therapiekonzept, das verschiedene naturheilkundliche Verfahren mit einbezieht.

EXKURS: NEURODERMITIS IM GESUNDHEITSPOLITISCHEN GEGENWIND

Neurodermitis ist häufig eine lang dauernde Krankheit. Solche Krankheiten verursachen Kosten – und das ist nach Ansicht mancher Sozialpolitiker und Gesundheitsökonomen ein Vergehen.

Als chronisch Kranker könnte man zuweilen fast verzweifeln, wenn man sich häufig als lästiger Bittsteller behandelt fühlt. Den Krankenkassen fehlt es an Geld, da sie aufgrund von hoher Arbeitslosigkeit und Überalterung der Gesellschaft immer weniger Beitragszahler haben. Die Ärzte knausern mit Medikamenten, Salben und Kuren, weil man sie ständig gängelt, nur ja nicht „unwirtschaftlich" und „unnötig" zu verordnen.

Als Hautkranker spürt man den Spardruck an vielen Stellen: Pflegesalben und Spezialseifen gibt´s nicht mehr auf Rezept; Kuren werden kaum noch unterstützt; die Salz-Bade-Behandlung in der Hautarztpraxis (Photo-Sole-Therapie) wurde abgeschafft (Ausnahme: Bayern); viele Arztpraxen haben die UV-Bestrahlung eingestellt, da sie nicht mehr dafür entlohnt werden; neueste Medikamente gibt´s nur für Privatpatienten; die hochwirksame UV-A1-Therapie bei Neurodermitis wird von den Kassen fast generell abgelehnt; Eigenbluttherapie bei Allergien muss man selbst bezahlen ...

(K)ein Recht auf die beste Therapie?

Das Gesundheitssystem bedarf einer gründlichen Entschlackung – darin sind sich alle einig. Unabhängig von einzelnen Reformdetails sollten jedoch einige Dinge selbstverständlich bleiben: Hautkrankheiten sind keine Bagatellen, sondern lebensverändernde Erkrankungen; es darf kein Verbrechen sein, wenn man für ein atopisches Ekzem die beste Therapie verlangt oder sie als Arzt verordnet. Neue, innovative Behandlungen sollten jedem Patienten zur Verfügung stehen – nicht nur Privatpatienten. Der Kranke sollte sich seinen Arzt selbst aussuchen dürfen und jeder Betroffene sollte uneingeschränkten Zugang zum Hautspezialisten haben.

Kranke und ihre Ärzte haben nur eine Chance auf eine vernünftige Medizin: Sie müssen gemeinsam der Politik verdeutlichen, dass Krankheit nicht bestraft werden darf. Jeder Betroffene sollte versuchen, über Patientenverbände und Selbsthilfegruppen Einfluss zu nehmen. Das Engagement der Selbsthilfegruppen darf nicht unterschätzt werden: Sie finden oft Gehör in Berlin.

Glücklicherweise gibt es viele Möglichkeiten, den Verlauf der eigenen Hauterkrankung positiv zu beeinflussen. Wer seine eigene Krankheit im Griff hat, kann sich damit ein gutes Stück weit von den Turbulenzen der Gesundheitspolitik lösen. Denn eines ist klar: Die beste Krankheit ist diejenige, die man nicht hat.

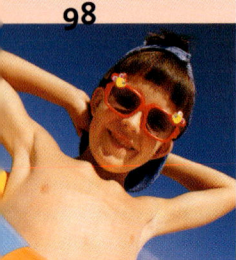

Kinder spezial

Erkrankt ein Kind an Neurodermitis, können Sie als Eltern gemeinsam mit Ihrem Kind sehr viel dafür tun, dass sich alle Beteiligten wohler fühlen. Lassen Sie sich von der Krankheit nicht überfordern. Aber ein paar Spielregeln sollten Sie beherzigen. Welche Behandlung benötigt die Haut? Wie gehen Sie am besten auf die besonderen Bedürfnisse Ihres Kindes ein? Und wie schaffen Sie es, dass nicht die gesamte Familie darunter leidet? Versuchen Sie, gelassen mit der Erkrankung umzugehen – das wirkt Wunder!

Wer selbst an einer atopischen Erkrankung leidet, kann das Risiko für sein Kind durch vorbeugende Maßnahmen erheblich senken.

10 Neurodermitis bei Kindern: Was ist anders?

Eltern mit ihren neurodermitiskranken Kindern stehen vor ähnlichen Fragen wie erwachsene Neurodermitiker: Was löst die Erkrankung aus? Welche Beschwerden sind typisch, mit welchem Verlauf müssen wir rechnen? Wie können wir Krankheitsschüben vorbeugen? Welche Pflege benötigt die Haut? Welche Behandlung hilft? Die Antworten in den bisherigen Kapiteln gelten im Allgemeinen auch für Kinder.

Doch Kinder sind keine „kleinen Erwachsenen". Der kindliche Organismus ist noch nicht ausgereift und weist einige Besonderheiten auf, die Eltern beachten sollten. So können sie frühzeitig die ersten Krankheitszeichen erkennen und die Behandlung auf die kindlichen Bedürfnisse abstimmen.

Darüber hinaus fordert die Krankheit die erzieherischen Talente der Eltern – etwa wenn Kratzattacken die Nachtruhe der ganzen Familie strapazieren, wenn das Kind sich gegen die Hautpflege sträubt oder wenn Süßigkeiten zum Reizthema werden (Kapitel 11).

Lassen Sie Ihr Kind von einem dermatologisch versierten Kinderarzt oder einem auf Kinder spezialisierten Hautarzt betreuen

10.1 Das Krankheitsbild bei Kindern

Neurodermitis ist vor allem eine Krankheit von Kindern: Bei mehr als der Hälfte aller Betroffenen wird die Erkrankung bereits im ersten Lebensjahr beobachtet, bei fast 90 Prozent bis zum Vorschulalter.

Bei rund 70 Prozent der betroffenen Kinder verschwinden die Hautveränderungen bis zur Pubertät. Doch die Haut bleibt zeitlebens trocken und empfindlich. Zudem droht immer das Risiko, einen Rückfall zu erleiden.

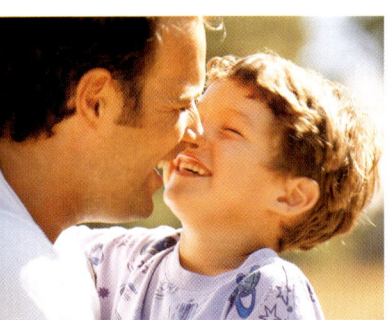

Lassen Sie sich die Lebensfreude durch die Krankheit nicht verderben.

Hinweise auf eine atopische Veranlagung

Kinder, in deren Familie jemand an Neurodermitis, Heuschnupfen oder allergischem Asthma leidet, sind besonders gefährdet, ebenfalls mit einer atopischen Erkrankung belastet zu sein (Kapitel 12). Ob ein Kind eine Veranlagung zur Neurodermitis hat, lässt sich an diskreten Atopie-Zeichen erkennen, auch ohne dass die typischen Hauterscheinungen sichtbar werden (Seite 20). Die Kinder haben oft einen pelzmützenartigen Haaransatz, die seitlichen Augenbrauen sind gelichtet. Sie sind auffallend blass und haben dunkle Schatten unter den Augen. Typisch ist eine doppelte Unterlidfalte.

Wichtigstes Merkmal ist die trockene Haut. Doch nicht jede trockene, schuppende Hautveränderung muss Neurodermitis sein. Neurodermitis-Herde treten an alterstypischen Körperpartien auf und sind durch einen quälenden Juckreiz gekennzeichnet, der die Neurodermitis in jeder Altersstufe begleitet.

Erste Anzeichen: Milchschorf

Je nach Alter des Kindes treten die Hautveränderungen in unterschiedlichen Formen und an typischen Körperpartien auf.

Erstes Anzeichen einer Neurodermitis kann beim Säugling Milchschorf auf dem Kopf sein. Das sind feine, gelbliche, krustige Schuppen, die sich auf dem Haarboden ablagern. Oft sind zudem die Wangen kleinschuppig gerötet, Bläschen bilden sich, platzen auf und nässen. Hin und wieder sind auch die Streckseiten der Ellenbogen und Kniegelenke und sogar der Rumpf betroffen.

In jedem Alter können schwere Formen am ganzen Körper auftreten, also auch an Bauch, Rücken, Armen und Beinen.

Vorsicht bei Windelekzemen

Bei Säuglingen entwickeln sich häufig Ekzeme am Gesäß. Nicht selten ist eine solche Windeldermatitis von einer Infektion durch Hefepilze (Candida albicans) überlagert. Verdächtige Hinweise sind Rötungen mit feiner, randförmiger Schuppung.

Die Haut des Neurodermitikers ist ohnehin besonders empfänglich für Hautinfektionen, beispielsweise mit Eitererregern (Staphylokokken) oder auch Herpes-Viren, die, werden sie nicht rechtzeitig behandelt, zu gravierenden Komplikationen führen können (Kapitel 1).

Lassen Sie eine Candida-Infektion im Windelbereich rasch behandeln

In der feuchten Wärme unter der Windel finden Keime wie Hefepilze (Candida albicans) ideale Wachstumsbedingungen. Wird die empfindliche, trockene Babyhaut durch Urin aufgeweicht und gereizt, können die Pilze besonders leicht eindringen und sich rasch ausbreiten.

Pilzinfektionen finden sich manchmal in der Mundhöhle und zeigen sich durch weiße, rasenförmige Beläge auf den Schleimhäuten (Mundsoor). In jedem Lebensalter kann eine Candida-Infektion auch den Darm befallen. Blähungen, Verstopfung oder Durchfall können die Folge sein. Viele Darminfektionen mit Hefepilzen verursachen jedoch keine Beschwerden und bleiben jahrelang unentdeckt (Kapitel 9.1).

Typisch bei Kleinkindern: Beugenekzeme

Nach dem zweiten Lebensjahr ändert sich das Krankheitsbild der Neurodermitis: Eltern sollten besonders aufmerksam werden, wenn trockene, juckende, schuppende Rötungen vor allem an Ellenbeugen und Kniekehlen auftreten. Beugenekzeme sind auch für Heranwachsende und Erwachsene typisch. Oft sind auch Handrücken, Handgelenke, Fußrücken, Nacken,

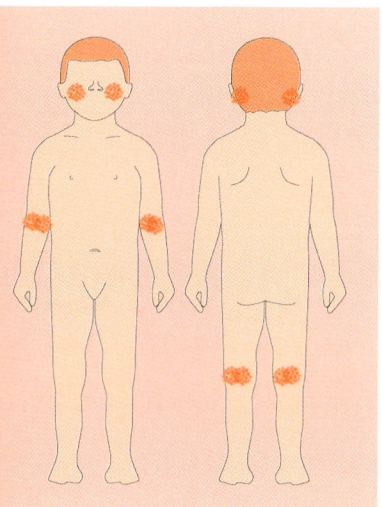

*Häufig betroffene Stellen beim
neurodermitiskranken Kind.*

Hals und Gesicht betroffen. Im akuten Stadium nässen die Ekzemherde, meist ist die Haut trocken und spannt. Häufig sind Kratzspuren deutlich sichtbar.

Chronisch verdickte und vergröberte Hautareale mit einer betonten Zeichnung der Hautlinien (Lichenifikation, Elefantenhaut) entwickeln sich in der Regel erst ab dem fünften Lebensjahr. Ab diesem Alter tritt in seltenen Fällen auch eine Prurigoform der Neurodermtitis auf. Die Herde sind dann nicht flächenhaft gerötet, sondern durch heftig juckende Knötchen charakterisiert.

**PRAKTISCHE TIPPS:
DIE ERSTEN ANZEICHEN BEACHTEN**

▸ Achten Sie sorgfältig auf mögliche neurodermitische Hautveränderungen.

▸ Wenn Sie typische Hautveränderungen feststellen, lassen Sie sie ärztlich abklären, damit mögliche Auslöser identifiziert und rasch erforderliche Behandlungsmaßnahmen eingeleitet werden können.

10.2 | Besonderheiten der kindlichen Haut

Auch im Kindesalter kann grundsätzlich das gesamte Spektrum der Behandlungsmöglichkeiten (Kapitel 4 bis 9) eingesetzt werden. Die Behandlung orientiert sich an der Art und Schwere der Symptome. Bei der Wahl geeigneter Therapiestrategien sind jedoch einige Besonderheiten der kindlichen Haut zu beachten.

Schutzfunktionen noch nicht ausgereift

Kinderhaut ist wesentlich empfindlicher als die eines Erwachsenen. Die Schutzfunktionen sind vor allem bei Säuglingen und Kleinkindern noch nicht ausgereift. Gleichzeitig ist die Hautoberfläche im Verhältnis zum Körpergewicht größer, so dass sich einerseits der Wasserverlust der Haut und andererseits Einflüsse von außen stärker bemerkbar machen.

Reinigen und pflegen Sie die Haut Ihres Kindes besonders sanft

Die Hornschicht ist bei kleineren Kindern noch nicht voll ausgebildet. Sie enthält mehr Wasser als bei älteren Kindern und Erwachsenen und hat eine lockere, durchlässige Struktur.

Zudem verringern die Talgdrüsen, die um die Geburt sehr viel Fett produziert haben, bis zur Pubertät ihre Aktivität. Der schützende Hydrolipid-Film auf der Hautoberfläche ist bei Kindern daher nur schwach ausgebildet. Der Säureschutzmantel kann alkalische Substanzen noch nicht ausreichend neutralisieren. Die Haut ist damit Umwelteinflüssen und irritierenden Stoffen noch fast wehrlos ausgeliefert. Auch lokal aufgetragene Wirkstoffe dringen wesentlich leichter ein.

Um der Haut nicht noch mehr Fett und Feuchtigkeit zu entziehen, muss die Hautreinigung so schonend wie möglich erfolgen (Kapitel 4.1). Die Haut muss konsequent mit speziell auf die kindliche Haut abgestimmten Präparaten gepflegt werden (Kapitel 4.2). Beim Säugling kann der Windelbereich mit Babyöl gereinigt werden, ansonsten genügt lauwarmes Wasser. Schaumbäder sind tabu. Auch ältere Kinder sollten anstatt mit Seife mit alkalifreien Produkten gereinigt werden.

Ganzheitliche Behandlungsstrategie unabdingbar

Bei der Wahl geeigneter Therapieverfahren (Kapitel 8) muss berücksichtigt werden, dass Wirkstoffe leichter von der kindlichen Haut aufgenommen werden und beim Kind die Hautoberfläche im Verhältnis zum Körper größer ist. Lokal angewendete Therapeutika müssen also vorsichtiger dosiert werden. Besonders wichtig ist dies bei Kortison-haltigen Präparaten (Kapitel 8.2). Der kindliche Organismus ist auch empfänglicher und schutzloser gegenüber äußeren Einflüssen wie beispielsweise Licht und anderen Klimafaktoren.

Therapeutika vorsichtig dosieren!

Gerade bei Kindern sollte sich die Behandlung nicht darauf beschränken, die Hautsymptome zu unterdrücken. Bevorzugt werden sollten natürliche Behandlungsmethoden, die sanft die Selbstheilungskräfte anregen. Bewährt haben sich Salben und Cremes mit natürlichen Wirkstoffen (Kapitel 8.1). Kinder sprechen in der Regel auf homöopathische Arzneimittel besonders gut an (Kapitel 9.2). Am sinnvollsten ist eine homöopathische Konstitutionsbehandlung durch einen erfahrenen Homöopathen. Vor allem bei einer nachweislichen Candida-Besiedelung ist eine Sanierung des Darms anzuraten (Kapitel 9.1).

Ziel der Therapiestrategie ist es, langfristig ein beschwerdefreies Leben zu ermöglichen. Dies kann nur mit einem ganzheitlichen Therapiekonzept erreicht werden. Besonders günstig ist eine interdisziplinäre, ganzheitliche Rundum-Betreuung etwa im Rahmen einer Klimakur für Mutter und Kind (Kapitel 9.4).

Doch jede Behandlung bleibt vergeblich, wenn eine entsprechende Gestaltung des Umfeldes und der Lebensführung fehlt.

**PRAKTISCHE TIPPS:
KINDERHAUT PFLEGEN UND BEHANDELN**

▶ Lassen Sie die Körperpflege nicht zur lästigen Pflicht werden! Hautpflege sollte in entspannter, angenehmer Atmosphäre stattfinden und eine Wohltat sein.

▶ Gestalten Sie das Eincremen zu einem spielerischen Ritual, das

Sie mit liebevoller Zuwendung verbinden. Vielleicht können Sie gemeinsam die Tiegel und Tuben lustig verzieren?

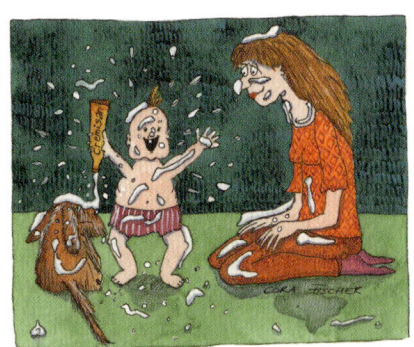

▶ Lassen Sie das Kind mitentscheiden, welche Pflegeprodukte ihm gut tun.

▶ Eine Salbe ist zu fett, wenn sie nach mehr als einer Stunde noch deutlich auf der Haut tastbar ist.

▶ Eine Creme ist nicht fett genug, wenn sie nach einer halben Stunde kein samtiges Gefühl mehr auf der Haut hinterlässt.

▶ Bewahren Sie vor allem konservierungsstofffreie Produkte im Kühlschrank auf. Kühl aufgetragen, lindern sie zusätzlich den Juckreiz.

▶ Kinder dürfen sich schon früh selbst eincremen, das stärkt das Selbstbewusstsein. Nachts sollte die Creme in Reichweite des Bettes liegen.

▶ Verwenden Sie unparfümierte, saugfähige Wegwerfwindeln. Wechseln Sie die Windeln möglichst häufig oder lassen Sie sie so oft wie möglich ganz weg.

▶ Welche Therapiemaßnahmen im akuten, entzündlichen Schub erforderlich sind, sollten Sie gemeinsam mit dem Arzt Ihres Vertrauens besprechen. Kompetent ist ein dermatologisch versierter Kinderarzt oder ein Dermatologe mit viel Erfahrung bei Kindern.

▶ Versuchen Sie zunächst natürliche Wirkstoffe und Arzneimittel.

▶ Schwere akute Hautveränderungen sollten unverzüglich ärztlich behandelt werden, um Komplikationen zu vermeiden.

Viele weitere Tipps finden Sie in den Kapiteln 4 bis 9!

11 | Alltag mit dem Kind: „Normal" trotz Krankheit?

Erkrankt ein Kind an Neurodermitis, leidet meist die ganze Familie mit: Das juckreizgeplagte Kind kommt nicht zur Ruhe, strapaziert auch die Nachtruhe der Eltern. Tagsüber sind alle unausgeschlafen und unkonzentriert. Im Tagesablauf kostet die permanente Beschäftigung mit der Erkrankung viel Zeit. So muss die Haut intensiv gepflegt werden, der Arzt wird häufiger besucht. Oft bestimmt das kranke Kind das Lebensumfeld der Familie, vielleicht müssen die Wohnung, die Ernährung oder die Urlaubsplanung auf Allergien abgestimmt werden.

Möchte man der ganzen Familie gerecht werden, hilft vor allem ein gelassener Umgang mit der Erkrankung.

11.1 | Meiden von Auslösern

Um den Hautzustand stabil zu halten und Krankheitsschübe zu vermeiden, sollten mögliche Auslöser in sämtlichen Lebensbereichen beachtet werden (Kap. 4 bis 6).

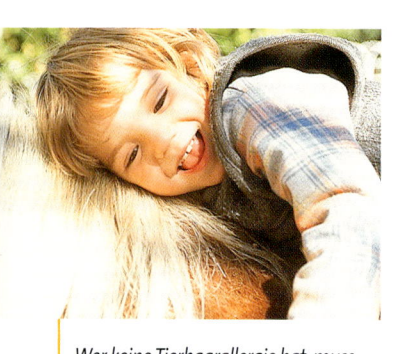

Wer keine Tierhaarallergie hat, muss nicht immer auf Tiere verzichten.

Dabei sollten die Eltern jedoch dafür sorgen, dass sich das Kind in seiner Lebenswelt frei entfalten kann. Engen Sie den Bewegungsspielraum Ihres Kindes nicht durch unüberschaubare Vorsichtsmaßnahmen völlig ein, die es zudem vielleicht zum Außenseiter machen. Um die Lebensqualität des Kindes und der Familie nicht unnötig zu belasten, sollte man sich immer auf die tatsächlichen Auslöser konzentrieren.

Welche Faktoren man zudem vorsorglich meiden möchte, hängt sicherlich auch von der

Schwere der Erkrankung und der gesamten Lebenssituation der Familie ab.

So wird man nicht jedem neurodermitiskranken Kind vorbeugend sämtliche Kuscheltiere verbieten. Doch leidet das Kind zusätzlich an einer Hausstaubmilbenallergie, sollten die Eltern auf waschbares Spielzeug achten. Ein Kind mit Heuschnupfen darf selbstverständlich im Freien spielen, aber nicht zur höchsten Pollenflugzeit in der unmittelbaren Umgebung der Pflanzen, auf die es allergisch reagiert. Vielleicht wird man sich vorsorglich kein Haustier anschaffen; doch eine Katze, die bereits in der Familie lebt, wird nicht weggegeben, solange der Neurodermitiker gar keine Tierhaarallergie hat.

Engen Sie den Spielraum Ihres Kindes nicht unnötig ein!

Impfen – pro und contra

Heftig umstritten ist das Thema „Impfen" beim neurodermitiskranken Kind. In manchen Fällen wird eine Verschlimmerung des Ekzems durch eine Impfung beobachtet.

Demgegenüber stehen die Risiken, wenn ein Kind nicht geimpft wird. Denn die Impfungen schützen die Kinder und auch Menschen, mit denen sie Kontakt haben, vor Infektionskrankheiten, die sehr schwer verlaufen und gefährliche Komplikationen haben können. Durch hohe Durchimpfungsraten sind beispielsweise die Pocken in unseren Breiten gänzlich verschwunden. Neuordermitiskranke Kinder überhaupt nicht zu impfen, wäre daher unverantwortlich.

Auf Impfungen ganz zu verzichten, wäre unverantwortlich

Ärzte richten sich in der Regel nach dem Impfkalender der Ständigen Impfkommission des Robert-Koch-Instituts (STIKO). Diese Empfehlungen gelten jedoch für gesunde Kinder. Da jede Impfung einen Eingriff ins Immunsystem bedeutet, sind bei neurodermitiskranken Kindern zusätzliche Vorsichtsmaßnahmen zu bedenken.

Generell dürfen zum Zeitpunkt einer Impfung keine Infektionen vorliegen. Ebenso wenig darf während eines akuten Neurodermitisschubes geimpft werden, insbesondere wenn die Haut mit Eitererregern, Viren oder Pilzen infiziert ist. Manche Ärzte raten auch davon ab, unter einer Kortisonbehandlung zu impfen.

In jedem Einzelfall sollte gemeinsam mit dem Arzt geprüft werden, welche Impfung gegeben wird und ob abgewartet werden kann, bis das kindliche Immunsystem ausgereifter ist. Dabei müssen die Risiken einer Impfung sorgfältig gegen die Risiken der jeweiligen Erkrankung abgewogen werden.

Die wichtigsten Impfungen

Unbedingt geimpft werden sollte gegen **TETANUS** (Wundstarrkrampf). Diese gefährliche Infektion kann sich das Kind durch eine noch so kleine Verletzung zuziehen. Dann gibt es keine Behandlungsmöglichkeit und sie verläuft in einem Drittel der Fälle tödlich. Die STIKO empfiehlt eine Erstimpfung ab dem dritten Lebensmonat (zweimal im Mindestabstand von vier bis sechs Wochen). Bei neurodermitiskranken Säuglingen kann überlegt werden, ob die Erstimpfung bis zum zehnten Lebensmonat aufgeschoben werden kann, wenn beim Spielen draußen das Verletzungs- und Infektionsrisiko steigt.

Lebensbedrohliche Erkrankungen sind auch **DIPHTERIE** und **KINDERLÄHMUNG** (Poliomyelitis), gegen die unbedingt geimpft werden sollte. Die STIKO empfiehlt eine Erstimpfung ab dem dritten Lebensmonat (zweimal im Mindestabstand von vier bis sechs Wochen). Da die Erkrankungen durch hohe Durchimpfungsraten in Deutschland selten geworden sind, kann möglicherweise bei Neurodermitikern bis zum Ende des ersten Lebensjahres gewartet werden. Dann ist jedoch Vorsicht beispielsweise bei Auslandsreisen geboten.

Ebenfalls ab dem dritten Lebensmonat (dreimal im Abstand von vier bis sechs Wochen) sollte laut STIKO gegen **KEUCHHUSTEN** (Pertussis) geimpft werden. Die Erkrankung verläuft langwierig, sehr heftig und anstrengend für die ganze Familie. Der Impfstoff wird in der Regel auch von Neurodermitikern gut vertragen. Kritiker halten die Impfung jedoch für wenig sinnvoll, da die Immunität erst eintritt, wenn das für Keuchhusten besonders gefährdete Säuglingsalter bereits vorbei ist.

Ab dem dritten Lebensmonat sieht die STIKO auch eine Impfung gegen **HIRNHAUTENTZÜNDUNG** (HiB) vor. Im Einzelfall kann erwogen werden, ab dem sechsten Lebensmonat zu impfen; bei jüngeren Säuglingen tritt die Erkrankung nicht auf.

Gegen **MASERN** und **MUMPS** empfiehlt die STIKO, ab dem 15. Lebensmonat zu impfen. Bei Allergikern ist Vorsicht geboten, da der Impfstoff Hühnereiweiß enthält. Impfkritiker sind der Ansicht, das diese Kinderkrankheiten das Immunsystem trainieren und die gesamte Entwicklung des Kindes begünstigen. Falls überhaupt dagegen geimpft werde, könne zumindest bis zur Einschulung abgewartet werden. Denn bei kleineren Kindern verlaufe eine Erkrankung in der Regel harmlos, mögliche Komplikationen treten eher bei älteren Kindern und Erwachsenen auf.

Gegen **RÖTELN** sollte laut STIKO ebenfalls erstmals im Alter von 15 Monaten geimpft werden. Bei Mädchen muss vor der Pubertät unbedingt aufgefrischt werden. Gefährlich ist diese Infektion vor allem während einer Schwangerschaft, da sie zu Missbildungen beim Ungeborenen führen kann. Eine hohe Durchimpfungsrate schon bei Kindern führt dazu, dass eine Ansteckung von Schwangeren verhindert wird. Die Impfung von kleinen Kindern kann im Einzelfall abgewogen werden. Mädchen ohne Antikörper müssen jedoch zu Beginn der Pubertät unbedingt geimpft werden.

Mit einigen Impfungen können Sie warten, bis das Immunsystem stabiler ist

PRAKTISCHE TIPPS: IMPFEN BEI NEURODERMITIKERN

▶ Prüfen Sie gemeinsam mit Ihrem Arzt, welche Impfung sinnvoll ist und ob gewartet werden kann, bis das kindliche Immunsystem ausgereifter ist.

▶ Zum Zeitpunkt einer Impfung sollten Haut und Psyche stabil sein. Infektionen, ein akuter schwerer Neurodermitisschub oder sonstige Krankheiten sollten nicht vorliegen, um den Körper nicht zusätzlich zu belasten.

▶ Schonen Sie Ihr Kind nach einer Impfung einige Tage lang.

11.2 | Ernährung bei Kindern

Die Ernährung spielt bei Kindern eine noch größere Rolle als beim Erwachsenen. Rund ein Viertel der neurodermitiskranken Kinder leidet gleichzeitig unter einer Nahrungsmittelallergie.

Vor allem wenn ein Kind viele Nahrungsmittel nicht verträgt oder besonders stark reagiert, sind die Eltern verunsichert: Was darf mein Kind überhaupt noch essen? Was gebe ich meinem Säugling? Wie kann ich für die Familie kochen?

Die gut gemeinten Ratschläge, die Betroffene dann immer wieder bekommen, sind oft sehr extrem und recht einseitig. Doch gerade bei Kindern kann eine unsinnige Diät fatale Folgen für die Entwicklung haben. Um so wichtiger ist es, die Ernährung auf die individuellen Bedürfnisse des Kindes abzustimmen.

Säuglinge möglichst lange stillen

Jeder Säugling sollte wenn möglich mindestens sechs Monate lang gestillt werden, um die Entwicklung einer optimalen Immunabwehr zu fördern und das Kind vor Allergien zu schützen. Dies ist besonders wichtig beim neurodermitiskranken Säugling, bei dem die Ernährung noch einen sehr großen Einfluss auf die Haut hat. Seine stillende Mutter sollte hoch-allergene Nahrungsmittel wie Kuhmilch, Eier, Fisch und Nüsse meiden. Auch Zitrussäfte kön-nen zu Reizungen beim Kind führen.

Kann nicht voll gestillt werden, sollte auf stark hydrolysierte Säuglingsnahrung (aus der Apotheke) zurückgegriffen werden. Hydrolysier-te Zubereitungen basieren zwar meist auf Kuh-milch. Doch die allergenen Eiweißbausteine wer-den mittels Enzymen je nach Produkt unter-schiedlich stark zerlegt (hydrolysiert). Dieser Vorgang ähnelt der menschlichen Verdauung.

Insbesondere wenn nachweislich eine Kuh-milchallergie besteht, genügt die weniger stark hydrolysierte, so genannte hypoallergene H.A.-

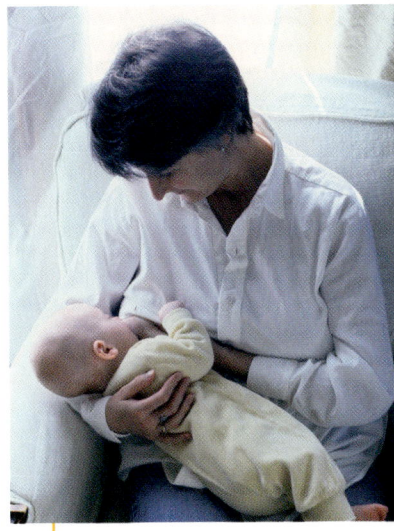

Am besten mindestens sechs Monate lang stillen.

Nahrung nicht. Diese besitzt noch ein gewisses allergenes Potenzi-al und wird präventiv eingesetzt wird. Für den Allergiker empfeh-len sich stark hydrolisierte Produkte wie beispielsweise Nutrami-gen und Pregestimil.

Beikost vorsichtig einführen

Nach dem sechsten Lebensmonat sollte die Beikost vorsich-tig nach einem bestimmten Ernährungsplan (siehe unten) ein-geführt werden. Die Nahrungsmittel sollten aus kontrolliert-biologischem Anbau stammen, um die Schadstoffbelastung so gering wie möglich zu halten. Bevor nach einem neuen Nah-rungsmittel das nächste eingeführt wird, sollte mindestens drei Tage abgewartet werden, um mögliche Reaktionen abzusehen.

Keine Kuhmilch im ersten Lebensjahr

REZEPT FÜR MANDELMILCH AB DEM 6. LEBENSMONAT

140 Milliliter Wasser abkochen

1 Esslöffel Reis- oder Hirseflocken einrühren

1 Esslöffel Mandelmus (aus ungerösteten, geschälten Mandeln, erhältlich im Reformhaus oder Naturkostgeschäft) zugeben

40 Milliliter Fruchtsaft zufügen

mit 1 – 2 Teelöffel Ahornsirup süßen

Starke Allergene wie Kuhmilch, Eier, Haselnüsse und Erdnüsse sowie Fisch, Weizen und Soja sollten neurodermitiskranken Kleinkindern im ersten Lebensjahr nicht gegeben werden. Auch Zitrusfrüchte werden oft nicht vertragen.

Während Eier ernährungsphysiologisch nicht erforderlich sind, benötigt das Kind Milch, um seinen Eiweiß- und Kalziumbedarf zu decken. Der Säugling kann bis zum Ende des ersten Lebensjahres durchaus noch teilweise weitergestillt werden – dabei muss jedoch auch die Mutter auf eine geeignete, schadstoffarme Nahrung achten. Auch hydrolysierte Flaschennahrung kann weitergegeben werden.

Stuten-, Ziegen- oder Sojamilch kann dem Kind ebenfalls angeboten werden. Manchmal entwickeln sich jedoch auch hiergegen Allergien, besonders Sojamilch besitzt ein hohes allergenes Potenzial.

Keine Ernährungsexperimente mit dem Baby!

Nach dem ersten Lebenshalbjahr ist auch Mandelmilch eine Alternative, die in ihrem Nährstoffgehalt der Muttermilch ähnelt. Mandeln enthalten hochwertiges Eiweiß, Fett, Kalzium und Eisen. Zudem sollte kalziumreiches Gemüse wie Brokkoli, Fenchel oder Kohlrabi bevorzugt werden. Der Eiweißbedarf kann auch über Fleisch gedeckt werden (Rezept siehe nebenstehender Kasten).

Wird Baby-Fertigkost gefüttert, sollte sorgfältig auf die Inhaltsstoffe geachtet werden.

Die Ernährung des Babys muss unbedingt mit dem Kinderarzt abgestimmt werden. Eine fundierte Ernährungsberatung bieten oft auch Krankenkassen und Selbsthilfevereinigungen an.

ERNÄHRUNGSPLAN FÜR
NEURODERMITISKRANKE SÄUGLINGE

Die ersten sechs Monate sollte voll gestillt oder hydrolysierte Säuglingsnahrung gegeben werden.

Nach dem sechsten Monat kann weiter gestillt oder hydrolysierte Säuglingsnahrung gefüttert werden. Im übrigen empfiehlt sich folgender Ernährungsplan, den Sie in ausführlicher Form bei der Arbeitsgemeinschaft Allergiekrankes Kind erhalten (Adresse siehe Anhang):

GEMÜSE: Kartoffeln, Kohlrabi, Fenchel, Brokkoli, Blumenkohl, Spinat, Zucchini; Karotten nur bedingt.

OBST: Zunächst gedünstet oder als Saft, dann roh püriert: Äpfel, Birnen, Bananen, später auch andere Früchte der Saison wie Aprikosen, Kirschen, Pflaumen; Zitrusfrüchte meiden.

GETREIDE: Nur gut aufgeschlossen in Form von Flocken oder Grieß. Bis zum zehnten Monat nur Reis oder Hirse (glutenfrei), dann auch Hafer, Dinkel (kein Weizen).

FLEISCH: In kleinen Mengen Huhn, Pute oder Lamm (kein Fisch).

MILCHPRODUKTE: Bei nachweislicher Kuhmilchallergie weglassen. Butter, Sahne, ab dem zweiten Lebensjahr in kleinsten Portionen versuchsweise Joghurt oder Quark

KUHMILCH, EIER, NÜSSE: weglassen.

Starke Allergene meiden

Ab etwa einem Jahr werden die meisten Kinder am Familientisch mitessen. Auch für neurodermitiskranke Kinder ist eine ausgewogene, vollwertige Ernährung die Basis einer gesunden Entwicklung. Von pauschalen, extremen „Neurodermitis-Diäten" ist daher dringend abzuraten. Werden wichtige Nahrungsmittel beliebig weggelassen, kann dies zu gefährlichen

Keine extremen Pauschal-Diäten!

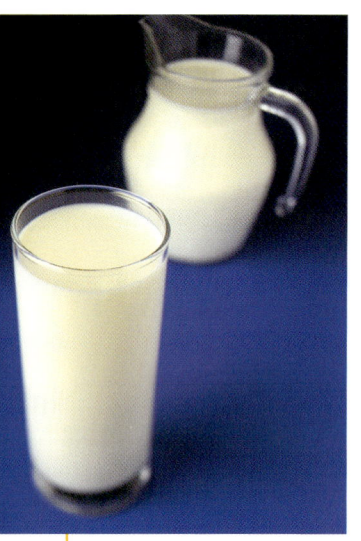

Die Verträglichkeit von Kuhmilch vorsichtig ab dem zweiten Lebensjahr austesten.

Mangelzuständen führen, die die kindliche Entwicklung beeinträchtigen. Unnötige Verbote beliebter Speisen belasten die Kinder zusätzlich psychisch.

Starke Allergene wie Kuhmilch, Eier, Haselnüsse, Erdnüsse und Fisch wird man jedoch nur sehr vorsichtig erst im zweiten Lebensjahr in den Speiseplan des Kindes einführen. Bei älteren Kindern, die an einer Neurodermitis erkranken, sollte man im Einzelfall abwägen, ob diese Nahrungsmittel vorsorglich eingeschränkt werden, insbesondere bei schweren Krankheitsverläufen.

Unverträgliche Nahrungsmittel gezielt ersetzen

Konsequent gemieden werden müssen Nahrungsbestandteile, auf die das Kind offensichtlich reagiert. Ein Verdacht auf eine Nahrungsmittelallergie sollte durch einen Allergologen abgeklärt werden (Kapitel 3). Bestätigt sich die Vermutung, müssen die unverträglichen Lebensmittel durch verträgliche mit vergleichbaren Nährstoffen ersetzt werden, um einer Mangelernährung vorzubeugen. Bei einer Kuhmilchallergie muss vor allem auf eine ausreichende Kalzium- und Eiweißversorgung geachtet werden (Kapitel 5.3).

Den Verzicht erleichtern

Bei nachweislichen Allergien kann auch einem Kind durchaus zugemutet werden, dass es auf das eine oder andere beliebte Nahrungsmittel verzichtet, zumindest vorübergehend. Dies wird leichter fallen, wenn das Kind selbst erfahren hat, dass es nach dem Verzehr bestimmter Nahrungsmittel von heftigem

Juckreiz gepeinigt wird. Nahrungsmittelallergien sind zudem oft vorübergehender Natur, so dass das Kind viele Speisen später wieder verträgt.

Besonders günstig ist es natürlich, wenn der Speiseplan für die ganze Familie darauf abgestimmt werden kann oder bei den Portionen für das kranke Kind unverträgliche Zutaten einfach weggelassen oder ersetzt werden können.

Isst das Kind im Kindergarten, der Schule oder bei Freunden, sollten die Betreuer über die Nahrungsmittelallergien und bei starken allergischen Reaktionen auch über Notfallmaßnahmen informiert werden. Ältere Kinder sollten lernen, unverträgliche Nahrungsmittel selbständig zu meiden. Ziel ist auch hier der eigenverantwortliche Umgang mit der Krankheit.

Lassen Sie sich bei massiven Allergien vom Arzt ein Notfallset zusammenstellen

Verursachen Sie Ihrem Kind keine Schuldgefühle, wenn es etwas „Verbotenes" gegessen hat. Wenn die Allergie nicht allzu schwer ausgeprägt ist, sind auch einmal Ausnahmen erlaubt. Denn die Diät sollte nicht mehr belasten als die Erkrankung selbst.

Süßigkeiten – Reizthema par excellence

Ein besonderes Reizthema bei Kindern sind immer wieder Süßigkeiten. Zucker selbst löst zwar keine Allergien aus, ist ernährungsphysiologisch jedoch minderwertig und belastet die Darmflora (Kapitel 4.3). Zudem enthalten Süßigkeiten viele starke Allergene wie Milch, Nüsse, Farb- und Konservierungsstoffe. Kinder – wie Erwachsene im übrigen auch – sollten möglichst wenig Süßigkeiten essen. Doch je verbotener Süßigkeiten sind, desto interessanter werden sie. Besser ist es, dem Kind attraktive Alternativen zu bieten, die der ganzen Familie schmecken – vielleicht ein bunt verzierter Teller mit aufgeschnittenem Obst.

Ratsam ist ein gelassener Umgang mit Süßigkeiten: So soll-

Machen Sie sich und Ihrem Kind keine Schuldgefühle

te das Kind – selbstverständlich außer bei starken Allergien auf einzelne Inhaltsstoffe – beispielsweise auf Kindergeburtstagen nicht zum Außenseiter werden, weil es keinen Kuchen essen darf.

PRAKTISCHE TIPPS: GESUNDE ERNÄHRUNG FÜR DIE KLEINSTEN

▶ Säuglinge sollten in den ersten sechs Monaten voll gestillt werden. Reicht die Muttermilch nicht aus, ist hydrolysierte Säuglingsnahrung erforderlich.

▶ Führen Sie die Beikost langsam ein und probieren Sie ein Lebensmittel nach dem anderen aus.

▶ Geben Sie im ersten Lebensjahr keine Kuhmilch, Eier, Nüsse und Zitrusfrüchte.

▶ Bieten Sie Säuglingen und Kindern keine Kekse und Süßigkeiten an.

▶ Beobachten Sie bei Ihrem Kind, ob und welche Nahrungsmittel es nicht verträgt und ersetzen Sie diese gezielt. Auch beim älteren Kleinkind ist vor allem mit Kuhmilch, Nüssen, Eiern und Zitrusfrüchten Vorsicht geboten.

Beherzigen Sie unbedingt die Tipps in Kapitel 5.3!

11.3 | Der Umgang mit dem (kranken) Kind

Die Krankheit und deren besondere Erfordernisse prägen ganz erheblich die Beziehung zwischen Eltern und Kind. Die Eltern sorgen sich vor allem in Zeiten heftiger Krankheitsschübe sehr um ihr Kind, sie stehen hilflos vor seinem enormen Leidensdruck. Gerade Eltern, die sich liebevoll und einfühlsam um ihr krankes Kind kümmern, fühlen sich oft überlastet und erschöpft.

Entlastung auch für die Eltern suchen

Vor allem das Verhältnis zwischen der Mutter als engster Bezugsperson und dem Kind ist in vielen Fällen angespannt. Manchmal hat die Mutter Schuldgefühle. Sie meint, vielleicht nicht alles getan zu haben, um ihrem Kind zu helfen. Möglicherweise entwickelt die Mutter gleichzeitig einen unterschwelligen Groll oder Aggressionen gegen das Kind. Sie wird dann aus schlechtem Gewissen die Zuwendung verstärken, sich noch mehr überfordern und letztlich noch gestresster mit dem Kind umgehen.

Kinder reagieren sehr stark auf die psychische Verfassung der Eltern. Die starken Gefühlsschwankungen verunsichern das Kind und führen bei ihm zu psychischen Spannungen, die sich wiederum ungünstig auf den Hautzustand auswirken.

Ihre psychische Verfassung überträgt sich auf Ihr Kind

Um aus diesem Teufelskreis zu entkommen, sollte die Mutter Unterstützung und Entlastung suchen, beispielsweise Hilfe im Haushalt oder Betreuungsmöglichkeiten für das Kind auch außerhalb der Familie. Eine stabile Beziehung des Kindes zum Vater oder einer anderen Bezugsperson entspannt die enge Mutter-Kind-Beziehung.

Sehr wohltuend wirken sich auch Entspannungsverfahren wie Autogenes Training oder die Muskelrelaxation nach Jacobson aus (Kapitel 6.3). Kinder ab drei Jahren können solche Techniken gemeinsam mit den Eltern durchführen, ab etwa sieben Jahren schon eigenständig. Kleinere Kinder profitieren indirekt von der Entspannung der Eltern.

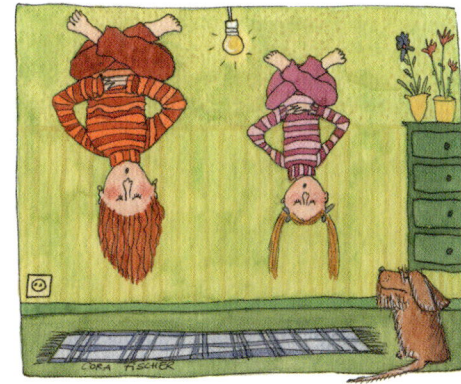

Für einen erholsamen Schlaf sorgen

Auch ein geregelter Tagesablauf trägt dazu bei, Stress und Unruhe in der Familie zu reduzieren. Hilfreich sind regelmäßige abendliche Schlafenszeiten und ein ruhiges Vorbereitungsritual für die Nacht.

Nächtliche Kratzattacken verhindern oft einen erholsamen Schlaf und führen zu Erschöpfung, Konzentrations- und Leistungsstörungen bei Kind und Eltern. Bei kleineren Kindern haben sich für die Nacht Baumwollhandschuhe bewährt. Auch spezielle Anzüge mit angenähten Fäustlingen – während eines akuten Schubes möglicherweise für ein „wet wrap" (Kapitel 8.1) eingesetzt – können versucht werden.

Keinesfalls sollten die Eltern nächtliche Kratzattacken durch besondere Zuwendung und Aufmerksamkeit „belohnen" und damit noch verstärken. Muss ein kleineres Kind beispielsweise nachts eingecremt werden, sollte dies ohne viel Aufhebens geschehen. Größere Kinder können durchaus begreifen, dass auch die Eltern ihre Nachtruhe dringend brauchen und sollten lernen, sich selbst zu helfen. Dazu können beispielsweise Creme oder Kühlelemente neben dem Bett bereitgestellt werden.

Die Krankheit nicht dominieren lassen

Sicherlich gibt es Phasen, in denen die Neurodermitis das ganze Familienleben bestimmt und das betroffene Kind viel Zuwendung braucht, wie jedes andere kranke Kind auch. Dennoch sollte die Krankheit nicht alles dominieren. Auch die Geschwister dürfen nicht zu kurz kommen. Müssen sie ständig Rücksicht nehmen und fühlen sich zurückgesetzt, verschärft dies die Konflikte in der Familie. Manchmal beginnen die Geschwister selbst „verrückt zu spielen", um mehr Aufmerksamkeit zu bekommen.

In der Erziehung des Neurodermitikers sollte die Erkrankung nicht im Vordergrund stehen. Eltern sollten ihr Kind nicht durch übertriebene Fürsorge oder Nachgiebigkeit für seine Krankheit „entschädigen". Dies bestärkt das Kind in seinem Kranksein. Zudem besteht die Gefahr, dass die Krankheit zum Instrument wird, mit dem das Kind sich durchsetzt und vielleicht sogar die ganze Familie tyrannisiert.

Die Krankheit sollte zwar als zum Kind gehörig akzeptiert werden, doch sie ist nicht sein Hauptcharakteristikum. Ihr Kind braucht unbedingten Rückhalt mit all seinen Stärken und Schwächen. So kann es ein gesundes Selbstkonzept entwickeln, zu dem neben der Krankheit viele verschiedene Eigenschaften und Eigenarten gehören.

Fördern Sie die Selbständigkeit Ihres Kindes

Wird das Kind vorrangig als „krankes Kind" behandelt, verstärkt dies die ohnehin schon große Abhängigkeit von den Eltern. Statt dessen sollten die Eltern ihrem Kind genügend Freiraum geben, eigene Erfahrungen zu machen und eigenständig seine Fähigkeiten zu erproben. Das stärkt sein gesundes Selbstvertrauen und hilft, sich altersgemäß zu entfalten.

Mit der Erkrankung eigenverantwortlich umgehen

Zu mehr Selbständigkeit des Kindes gehört auch ein eigenverantwortlicher Umgang mit der Erkrankung. So sollte das Kind schon früh in die Körperpflege mit einbezogen werden. Allergiker sollten auch lernen, eigenständig beispielsweise unverträgliche Lebensmittel zu meiden.

Verbieten Sie Ihrem Kind nicht, sich zu kratzen. Das erzeugt nur Schuldgefühle. Denn der Juckreiz ist meist so stark, dass sich das Kratzen willentlich nicht verhindern lässt. Sinnvoller ist es – neben den vorbeugenden und therapeutischen Maßnahmen –, dass das Kind alternative, sanfte Kratzmethoden lernt, ein „Kratz-

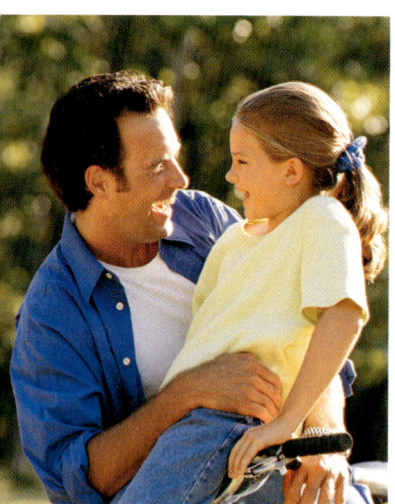

Eine gute Beziehung zum Vater entspannt die meist enge Mutter-Kind-Bindung.

klötzchen" benutzt oder Entspannungsverfahren einübt (Kapitel 6.2).

Hat das Kind gelernt, eigenverantwortlich mit der Erkrankung umzugehen, fühlt es sich weniger hilflos und wird selbstbewusster. Ein gesundes Selbstvertrauen wappnet das Kind auch gegen mögliche Hänseleien oder Unverständnis bei Spielkameraden, in Kindergarten oder Schule. Es lernt am besten am Vorbild der Eltern, wie man darauf sachlich und gelassen reagiert.

Großeltern, weitere Bezugspersonen, Erzieher oder Lehrer sollten über die Erkrankung und die notwendigen Verhaltensmaßnahmen informiert werden. Bei starken Allergien sollte über Notfallmaßnahmen gesprochen werden. Ungebetene Kommentare und Ratschläge dürfen ruhig aber bestimmt zurückgewiesen werden.

PRAKTISCHE TIPPS:
MIT DER ERKRANKUNG LEBEN LERNEN

▶ Niemand ist „schuld" an der Erkrankung Ihres Kindes!

▶ Überlegen Sie selbstkritisch, ob Sie Ihr Kind vielleicht zu sehr einengen, es überfordern oder verwöhnen.

▶ Fördern Sie einen erholsamen Schlaf: Sorgen Sie für ein ruhiges Abendritual. Beugen Sie Juckreizattacken in der Nacht vor, stellen Sie beispielsweise Kühlelemente oder Creme bereit. Halten Sie das Kinderzimmer kühl und achten Sie darauf, dass das Kind weiche, luftige Kleidung trägt.

▶ Suchen Sie für Ihr Kind – und für sich selbst! – auch außerhalb der Familie Entlastung und Unterstützung. Scheuen

Sie sich nicht, psychologischen Rat einzuholen, wenn Ihr Kind verhaltensauffällig wird.

▶ Trauen Sie Ihrem Kind etwas zu! Fördern Sie seine Selbständigkeit und einen eigenverantwortlichen Umgang mit der Erkrankung.

12 Prävention: Neurodermitis verhindern?

Sind die Eltern selbst Atopiker, besteht eine erhöhte Gefahr, dass auch das Kind an Neurodermitis, Heuschnupfen oder allergischem Asthma erkrankt. Die Eltern können schon während der Schwangerschaft und in den ersten Lebensmonaten dazu beitragen, dass das Kind gesund bleibt.

Die Veranlagung, eine atopische Erkrankung zu entwickeln, ist vererbt. Das Risiko hängt von der familiären Belastung ab: Je mehr Familienmitglieder ersten Grades an atopischen Erkrankungen leiden, desto höher ist das Risiko. Hat beispielsweise ein Elternteil oder ein Geschwisterkind Neurodermitis, so steigt die Wahrscheinlichkeit, dass ein weiteres Kind mit dieser Veranlagung geboren wird, auf über 30 Prozent. Leiden beide Eltern an einer atopischen Erkrankung, schnellt das Risiko auf rund 60 Prozent. Hat jeder Elternteil dieselbe atopische Erkrankung, wird diese sogar in bis zu 80 Prozent der Fälle vererbt.

Vorbeugung in Schwangerschaft und Stillzeit

In vorbelasteten Familien sollte die Mutter schon während der Schwangerschaft und Stillzeit sinnvolle Maßnahmen ergreifen, um das Atopierisiko des Kindes zu vermindern. Durch konsequente Vorbeugung (Prävention) kann die Wahrscheinlichkeit, dass das Kind in den ersten fünf Lebensjahren eine atopische Erkrankung entwickelt, um 50 Prozent gesenkt werden.

Eine extreme Diät sollte die Mutter während Schwangerschaft und Stillzeit vermeiden. Eine ausgewogene, vitamin- und mineralstoffreiche Kost ist unabdingbar für die Gesundheit von Mutter und Kind. Tabu sind Alkohol und Nikotin. Auch in der Umgebung des Säuglings sollte nicht geraucht werden.

Vor allem wenn die Mutter selbst Allergikerin ist, sollte in Absprache mit dem Arzt eine allergenarme Ernährung während Schwangerschaft und Stillzeit erwogen werden. Dies kann die Allergiebereitschaft des Kindes verringern.

Auch die Mutter sollte sich allergenarm ernähren

Hochallergene Nahrungsmitteln wie Kuhmilch, Eier, Fisch, Haselnüsse und Erdnüsse, eventuell auch Soja und Weizen sollte die Mutter höchstens in kleinen Mengen verzehren und durch verträgliche Lebensmittel ersetzen. Vorsicht geboten ist auch bei Nahrungsmitteln mit einem hohen Histamingehalt, wie Fisch, Sauerkraut, Sauermilchkäse und Rotwein. Ebenfalls ungünstig sind Lebensmittel, die im Körper die Histaminfreisetzung fördern, wie Erdbeeren, Tomaten oder Kiwi (Kapitel 5.3).

Durch die Einnahme von Gamma-Linolensäure kann die Mutter möglicherweise einem Mangel an dieser lebensnotwendigen Fettsäure beim Kind vorbeugen (z.B. Epogam).

Ganz neu ist auch die Möglichkeit, mit dem probiotischen Mikroorganismus Lactobacillus GG (LGG) einer Neurodermitis vorzubeugen. LGG kann von der schwangeren oder stillenden Mutter und dem Säugling regelmäßig als Nahrungsergänzung eingenommen werden. Dies schützt den Darm und verringert das Risiko des Kindes, ein atopisches Ekzem zu entwickeln.

Optimal: Muttermilch

Die beste Vorbeugung ist, den Säugling bis zum sechsten Monat ausschließlich zu stillen. Dies fördert die Entwicklung einer optimalen Immunabwehr. Allergische Reaktionen auf Muttermilch gibt es nicht, denn die enthaltenen Eiweiße werden als „körpereigen" angesehen. An den Spuren fremder Eiweiß-Allergene, die über den Blutkreislauf in die Muttermilch gelangen, kann der kindliche Organismus nach und nach seine Abwehrfähigkeit trainieren.

Man sollte schon vor der Entbindung mit dem Pflegepersonal in der Klinik besprechen, dass jegliche Gabe von Kuhmilch auf der Säuglingsstation unterbleiben muss.

Kann nicht ausreichend gestillt werden, sind zur Prävention hypoallergene Ersatznahrungen (H.A.-Nahrung) empfehlenswert. Diese sind nicht gänzlich allergenfrei, sondern allergenarm.

Ab dem sechsten Lebensmonat kann mit der Beikost begonnen werden, wobei neue Lebensmittel vorsichtig eingeführt werden sollten. Auch präventiv sollten – wie beim neurodermitiskranken Kind – hochallergene Nahrungsmittel sowie Zitrusfrüchte zumindest im ersten Lebensjahr gemieden werden.

PRAKTISCHE TIPPS: NEURODERMITIS VORBEUGEN

▶ Wenn Ihre Familie zu atopischen Erkrankungen neigt, ist auch das Risiko für Ihr Kind erhöht.

▶ Um das Erkrankungsrisiko für Ihr Kind zu verringern, sollten Sie in der Schwangerschaft und Stillzeit wenig hochallergene Nahrung zu sich nehmen.

▶ Stillen Sie Ihr Kind in den ersten sechs Monaten möglichst voll. Reicht die Muttermilch nicht aus, ist H.A.-Säuglingsnahrung erforderlich.

▶ Ihr Kind sollte im ersten Jahr vorsorglich keine Kuhmilch, Eier, Nüsse und Zitrusfrüchte erhalten.

Literatur

Zum Thema Neurodermitis gibt es zahlreiche Patientenratgeber. Wir haben eine Auswahl aus dem aktuellen Buchmarkt für Sie zusammengestellt.

- ▶ Achenbach RK: **Neurodermitis.** Trias, Stuttgart 1996
- ▶ Abeck D, Ring J: **Atopisches Ekzem im Kindesalter.** Steinkopff, Darmstadt 2002
- ▶ Flade S: **Allergien natürlich behandeln.** Gräfe & Unzer, München 2002
- ▶ Gieler U, Schulte A, Rehbock C: **Kinder und Neurodermitits.** Kilian, Marburg 2001
- ▶ Hellermann M: **Neurodermitis bei Kindern.** Gräfe & Unzer, München 2001
- ▶ Mann G: **Neurodermitis – was koche ich für mein Kind?** Pala-Verlag, Darmstadt 1998
- ▶ Roßmeier A: **Das Kochbuch Neurodermitis.** Econ Ullstein List, München 2000
- ▶ Schweig T: **Das hilft bei Neurodermitis.** GOVI-Verlag, Eschborn 2002
- ▶ Szczepanski R, Schon M, Lob-Corzilius Th: **Neurodermitis: Das juckt uns nicht! Ein Lern- und Lesebuch für Kinder und ihre Eltern.** Trias, Stuttgart 2001

Adressen

Umfangreiches Informationsmaterial und individuelle Beratung finden Sie bei den Patientenverbänden und Selbsthilfeorganisationen. Dort erhalten Sie auch Kontaktadressen regionaler Ansprechpartner in der Nähe Ihres Wohnortes.

Arbeitsgemeinschaft Allergiekrankes Kind e.V. (AAK)
Nassaustr. 32, 35745 Herborn
Tel. 0 27 72 – 928 70, Fax 0 27 72 / 928 748
E-Mail: aak-team@aak.de • www.aak.de

Bundesverband Neurodermitiskranker in Deutschland e.V.
Oberstr. 171, 56154 Boppard
Tel. 0 67 42 / 871 30, Fax 0 67 42 / 27 95
E-Mail: Bvneuro@aol.com, Info@neurodermitis.net
www.neurodermitis.net

Deutsche Haut- und Allergiehilfe e.V.
Gotenstr. 164, 53175 Bonn
Tel. 02 28 – 36 79 10, Fax 02 28 / 36 79 190
E-Mail: bv-dha@t-online.de

Deutsche Hilfsorganisation Allergie und Asthma e.V. (DHAA)
Bonusstr. 32, 21079 Hamburg
Tel. 040 / 763 13 22, Fax 040 / 763 13 39
Beratungstelefon 040 / 76 42 91 78
E-Mail: dhaa-hamburg@t-online.de • www.dhaa-hamburg.de

Deutscher Allergie- und Asthmabund e.V. (DAAB)
Hindenburgstr. 110, 41061 Mönchengladbach
Tel. 0 21 61 / 81 49 40, Fax 0 21 61 / 81 49 430
Beratungshotline 0 21 61 – 102 07
E-Mail: info@daab.de • www.daab.de

Deutscher Neurodermitis Bund e.V.
Spaldingerstr. 210, 20097 Hamburg
Tel. 040 / 23 08 10, Fax 040 / 23 10 08
HautLine 0190 / 25 10 51, HautFax 0190 / 25 20 52
E-Mail: info@dnb-ev.de • www.dnb-ev.de

Weitere Informationen von Dr. Harald Bresser zu Naturheilverfahren bei Allergien und zu anderen Hauterkrankungen im Internet unter www.drbresser.de

Bibliografische Information Der Deutschen Bibliothek
Die Deutsche Bibliothek verzeichnet diese Publikation in der Deutschen Nationalbibliografie; detaillierte bibliografische Daten sind im Internet über http://dnb.ddb.de abrufbar.

Bitte beachten:

Jeder Benutzer ist angehalten, durch sorgfältige Prüfung der Beipackzettel der verwendeten Präparate und gegebenenfalls nach Rücksprache mit dem Arzt oder Apotheker festzustellen, ob die dort angegebenen Informationen zu Dosierung und Kontraindikationen gegenüber den Angaben in diesem Buch abweichen. Eine Haftung des Autors oder des Verlages und seiner Beauftragten für Personen-, Sach- und Vermögensschäden ist ausgeschlossen. Zu beachten sind die Hinweise im Text, die auf die Notwendigkeit ärztlicher Untersuchung und Behandlung aufmerksam machen.

Geschützte Warenzeichen sind nicht besonders kenntlich gemacht. Aus dem Fehlen eines solchen Hinweises kann also nicht geschlossen werden, dass es sich um einen freien Warennamen handelt.

Fotos: Botanik-Bildarchiv Laux, Biberach (62, 75, 89)
Zeichnungen: Cora Fischer-Cremer, Karlsruhe (9, 21, 27, 32, 39, 55, 69, 95, 105, 117), Georg Herrmann, Baden-Baden (10, 12, 77, 102)

1. Auflage 2003
ISBN 3-9936676-05-4
©2003 Aurelia-Verlag GmbH
Bahnackerstraße 16,
76532 Baden-Baden
info@aurelia-verlag.de
www.aurelia-verlag.de

Umschlag-Gestaltung und Grundlayout: Atelier Reichert, Stuttgart
Gestaltung und Satz:
WS-Linke, KA
Lektorat: Frauke Bahle
Druck: Westermann Druck, Zwickau
Printed in Germany
Artikel-Nr. 46396